新 子宮頸がん・子宮体がん・卵巣がん患者さんへのドクターズアドバイス

こちら「がん研有明相談室」

監修　竹島信宏（がん研有明病院婦人科部長）

著　的田眞紀・加藤一喜・馬屋原健司

株式会社 新興医学出版社

Advice from Specialized Doctors for Cervical Cancer,

Endometrial Cancer and Ovarian Cancer Patients :

Consultation Room at CIH （Cancer Institute Hospital)

Revised Edition

supervised by

Nobuhiro Takeshima

©Revised edition, 2019 published by

SHINKOH IGAKU SHUPPAN CO., LTD., TOKYO.

Printed & bound in Japan

監修・執筆者一覧

●監修

竹島信宏　　　がん研有明病院　婦人科部長

●執筆

的田眞紀　　　がん研有明病院　婦人科医長

加藤一喜　　　東京医科大学　産科婦人科
　　　　　　　（前　がん研有明病院　婦人科）

馬屋原健司　　佐々木研究所附属杏雲堂病院　婦人科科長
　　　　　　　（前　がん研有明病院　婦人科）

改訂にあたって

　婦人科がんの治療については，既に多くの書物が出版されており，また今日では患者向けガイドラインなども見られるようになっています．しかしなお，わかりづらいと感じておられる方も多いのではないでしょうか．そのような婦人科がんの病状や治療方針の理解を容易にするために，本書の第一版を出版させて頂きました．本書は，がん研有明病院の日頃の診療経験を元に作成されており，最大の特徴は Q&A 方式を用いている点で，より具体的な解説を可能にしています．また，当院の場合にはどういう方針なのかを明示し，難しい言葉の解説や休憩室を設けるなど，他書にはない工夫が随所に認められます．

　本書はこれまで多くの方に読んで頂いたのですが，第一版から既に6年の時間が経過しています．医療の進歩とともに，多くの分野で治療方針の変更が行われ，また新しい治療が出てきています．手術療法においても新しい技術が台頭し，化学療法においては新薬の登場とともに遺伝子の分野の重要性が強調される時代となってきました．このため，今回本書の改訂を行い，新しい情報を満載して世に送り出したいと思います．本書が婦人科がんの治療を受ける方に，少しでも役立つようにと祈念するものです．

　2019 年 10 月

がん研有明病院　婦人科部長

竹 島 信 宏

初版の序

　婦人科悪性腫瘍の治療は今日多様性に富み，様々な方法で治療が行われ，施設間の差も大きいのが現実です．この分野においては，多数の著書やガイドラインなどはあるものの，なおわかりづらいと感じておられる方が多いのではないかと思います．ご自身やご家族の方の病状を判断することが容易でない一方で，現在何が必要であるかを早急に知る必要があります．我々医師も懸命に説明するものの，限られた時間で十分な理解を得られないと感じることもしばしばです．そのような病状や治療方針を理解する上で，助けとなるような本を世に出せたら，と常に考えてきました．

　がん研有明病院は日本最初のがん専門病院として設立され，2005 年には豊島区大塚から現在の有明に移転しています．次の東京オリンピックではこの地は大変にぎわうことと思います．婦人科悪性腫瘍に関しては，大塚時代から日本で最大数の症例を治療しています．こういったがん研有明病院での日頃の診療経験を元に，本書は作成されました．最大の特徴は Q&A 方式を用いている点であり，より具体的な説明が可能となりました．また，少しでもわかりやすいことを最も重視して書かれており，患者さんにとってやや難しいと思われる言葉にはふりがなをつけたり解説欄を設けるなど，他書にはない親切さがあると自負しております．本書は婦人科悪性腫瘍の様々な領域をカバーしており，きっと皆様一人一人のお役に立てる箇所があると思います．がん治療の特性として，病状および治療内容に関する正しい理解が，安心につながって行くと思います．本書が一人でも多くの人に読まれ，その診療に少しでも役立つようにと祈念するものです．

2013 年 10 月

がん研有明病院　婦人科部長

竹 島 信 宏

目　次

Room 1　子宮頸がん相談室

診断・検査

ご相談 **1**　ワクチン接種…………14
2　HPV 検査 陽性………16
3　HPV 検査 保険診療…17
4　検診間隔………………18
5　class Ⅲ a……………19
6　中等度異形成…………20
7　不正出血………………21
8　治療までの検査内容…22

治　療

ご相談 **9**　円錐切除術……………23
10　上皮内がん …………25
11　上皮内腺がん ………27
12　Ⅰ A1 期……………28
13　Ⅰ A 期 腺がん………29
14　Ⅰ A2 期……………30
15　広汎子宮全摘出術 …31

ご相談 **16**　リンパ節郭清………33
17　子宮温存希望………35
18　Ⅰ B1 期……………37
19　卵巣温存希望………39
20　術後追加治療………40
21　同時化学放射線療法 42
22　Ⅳ B 期遠隔転移……44
23　経過観察……………46
24　再発予防……………47
25　治療後 下血………48
26　放射線治療後………49

再　発

ご相談 **27**　腟再発 治療法………50
28　腫瘍マーカー ………51
29　放射線治療後 ………52
30　肺転移 治療法………54

Room 2 子宮体がん相談室

診断・検査

ご相談 1　頸がんとの違い………58
　　　2　体がん検査……………59
　　　3　検査の必要性…………60
　　　4　不正出血………………61
　　　5　発症の原因…………62
　　　6　子宮内膜増殖症………65
　　　7　子宮内膜異型増殖症…66
　　　8　子宮筋腫 経過観察 …67
　　　9　子宮筋腫 要手術 ……68
　　10　子宮肉腫 ……………69
　　11　CA125 ……………70
　　12　遺伝 ………………71
　　13　リンパ節転移 ………72
　　14　腹水細胞診 …………73
　　15　精密検査 ……………74

治　療

ご相談 16　ホルモン療法 ………75
　　17　卵巣摘出 ……………77
　　18　手術の内容 …………78
　　19　リンパ浮腫 …………80
　　20　腹腔鏡手術 …………82
　　21　術後追加治療 ………83
　　22　更年期症状 …………85
　　23　乳がん治療後 ………86
　　24　手術以外の治療法 …87
　　25　抗がん剤の種類 ……88
　　26　抗がん剤 点滴回数…90

再　発

ご相談 27　リンパ節に再発 ……91
　　28　肺に転移 …………93
　　29　細胞診 異常…………94
　　30　術後 検診間隔………95
　　31　画像検査 ……………96

●目　次●　*11*

Room 3　卵巣がん相談室

診断・検査

ご相談 1　お腹が張る…………… 100
　　　 2　遺伝………………… 101
　　　 3　検査の内容………… 103
　　　 4　チョコレート嚢腫… 105

治　療

ご相談 5　境界悪性腫瘍……… 106
　　　 6　出産したい………… 107
　　　 7　手術の内容………… 109
　　　 8　腹腔鏡手術………… 111
　　　 9　術前 抗がん剤 …… 112
　　　10　術後 抗がん剤 …… 114

ご相談 11　抗がん剤 効きにくい
　　　　　 ……………… 115
　　　 12　日常生活 注意点… 116
　　　 13　抗がん剤 副作用… 117
　　　 14　初回治療終了後 … 119
　　　 15　経過観察 ………… 120
　　　 16　更年期障害 ……… 121

再　発

ご相談 17　治療後 3 年 ……… 122
　　　 18　治療後 1 年以内 … 124
　　　 19　腫瘍マーカー …… 126
　　　 20　痛み ……………… 128

文　献…………………………………………………………… 140
索引（がん別）………………………………………………… 141
　子宮頸がん…………………………………………………… 141
　子宮体がん…………………………………………………… 144
　卵巣がん……………………………………………………… 147

JCOPY 88002-874

12 ●目 次●

「婦人科の本でよく目にするけど……」 **少し難しい言葉の1行解説**（ほぼ）

その1　婦人科 編 … 43 ／その2　がん 編………… 53
その3　症状 編 …… 76 ／その4　検査 編………… 89
その5　治療 編 … 108 ／その6　おくすり 編… 118

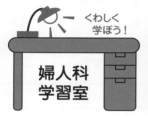

くわしく学ぼう！
婦人科学習室

1. 子宮頸がんに対する抗がん剤治療 ………… 55
2. 子宮体がんに対する抗がん剤治療 ………… 97
3. 卵巣がんに対する抗がん剤治療 ………… 129
4. 抗がん剤治療の副作用と対策 ………… 134
5. 婦人科手術の合併症 ………………………… 137
6. 腸管通過障害（腸閉塞，イレウス）……… 139

ひと息 入れよう！
休憩室

ドクターズコラム

1　ワクチン接種　受ける？受けない？……… 15
2　検診のススメ……………………………… 24
3　浪人時代…………………………………… 26
4　はじめての執刀………………………… 32
5　手術に思うこと………………………… 38
6　中年男の独り言………………………… 45
7　がん研有明病院婦人科の女医さん……… 64
8　がん研有明病院婦人科の薬剤師さん…… 79
9　がん研有明病院の画像検査……………… 81
10　がん研有明病院のキャンサーボード …… 92
11　がん研有明病院からの景色 …………… 95
12　日本各地からの患者さん ……………… 104
13　海外からの患者さん …………………… 110
14　がん研のシンボルマーク　カニの由来 … 113
15　がん研有明病院の建物 ………………… 123
16　学会参加 ………………………………… 127

Room 1

子宮頸がん
相談室

Please come in.

診断・検査 ▶ p14 ～ 22
治療 ▶ p23 ～ 49
再発 ▶ p50 ～ 54

子宮頸がん

●診断・検査●

ワクチン接種

中学 2 年の長女が HPV ワクチンを受けましたが，いずれは子宮頸がんの検診も必要とのことでした．ワクチン接種だけでは子宮頸がんを完全に予防することは難しいのですか．

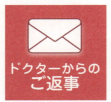

　ワクチン接種だけで子宮頸がんの発症を完全に防ぐことはできません．現在，ワクチンで予防できる HPV は 6 型，11 型，16 型，18 型の 4 種類ですが，子宮頸がんのハイリスクとされる HPV は 20 種類程度が知られています．ワクチン接種だけではすべてのハイリスク型の感染予防はできないため，たとえワクチン接種を受けても定期的な子宮頸がん検診は必要となります．

　子宮頸がんの原因であるヒトパピローマウイルス（HPV）は 100 種類以上が知られています．皮膚に感染するもの（皮膚型）と粘膜に感染するもの（粘膜型）に大別され，女性器に感染するものは粘膜型に属します．さらに HPV の子宮頸がん発症への関連の深さから，子宮頸がん患者に多く認められるハイリスク型と，あまり認められないローリスク型に分けられています．ワクチン接種で予防できる 6 型，11 型，16 型，18 型についてですが，6 型，11 型はローリスク型に属し，外陰部や腟にイボを形成します（尖圭コンジローマ）．尖圭コンジローマはがんになることはありませんが，出産の際，まれにですが新生児に産道感染を起こすことがあります．16 型と 18 型はハイリスク型の代表格といえるもので，子宮頸がんの 70％程度に，その 2 つの型のいずれかを認めるとされています．

●診断・検査● 　*15*

子宮頸がん

ドクターズ補足 ：HPV ワクチン接種後の副作用について

　HPV ワクチン接種をされた方の一部に痙攣などの副作用による問題が起こりました．それ以降は，ワクチン接種を受ける方も少なくなり，わが国ではワクチン接種は推奨されなくなりました．HPV 感染を予防するワクチンは，わが国で承認されている 6 型，11 型，16 型，18 型のほか，世界的には 31 型，33 型，45 型，52 型，58 型を加えた計 9 種類が出ており，日々進歩しているのが現状です．大多数の国々ではワクチン接種は推奨されており，義務化されている国もあります．わが国で再度推奨されるのか，今後の動向を見ていくしかありません．

ひと息　入れよう！　　**休憩室**　　ドクターズ　コラム 1

ワクチン接種
受ける？受けない？

　　　　　　　　HPVワクチンの接種が推奨されなくなり数年が経つ．推奨時は70％前後の接種率であった．しかし現在は0％に近い状態で，2000年以降に生まれた女性のほとんどが接種していないようである．近い将来，接種していない女性たちの子宮頸がん罹患率の上昇が危惧される．時々，患者さんから「娘にワクチン接種を受けさせたほうが良いですか？」と相談されることがある．そのときは「私に娘がいれば受けさせますよ」とお答えしている．

子宮頸がん

●診断・検査●

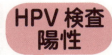

婦人科検診の際にオプションでHPV検査を受けたところ，陽性でした．細胞診は正常所見でしたが，今後に注意すべきことなどを教えてください．

（28歳）

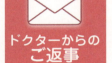

　定期検診を受けることを心がけてください．細胞診が正常所見でHPV検査が陽性の場合には，1年ごとの検診をお勧めしています．<u>HPV検査が陽性だからといって，日常生活で注意することはありません．</u>

　HPVは性交渉で感染します．そのため性交渉に対して嫌悪感を持たれる女性もいるかもしれません．しかしHPVは性交渉の経験がある女性の8〜9割が一度は感染するといわれています．感染は特別なことではありません．感染したHPVは免疫力により大半は自然に消滅します．不幸にも感染が持続した女性のわずかに子宮頸がんが発生します．あなたの場合も持続感染をしているのかもしれませんが，きちんと定期検診を受けることで，たとえ進行しても子宮頸がんになる前の段階でみつけることができます．

●診断・検査● 17

子宮頸がん

HPV検査を保険診療で受けることも可能だと聞きました．少しでも費用をおさえられると助かるのですが……．

（35歳）

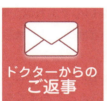

　保険診療でHPV検査を受けることは可能です．しかし残念ながら細胞診が正常な方には適応とはなっていません．
　HPV検査には2つの検査法があります．一つは子宮頸がんになる危険性の高いウイルス（ハイリスク型）に感染しているかを調べる検査です．これを「HPV-DNA一括検査」といいます．しかしどの型のHPVに感染しているかまではわかりません．もう一つは感染しているHPVの型を調べる検査で，「HPVタイピング検査」といいます．

❶HPV-DNA一括検査：細胞診で軽度病変疑いの細胞（ASC-US）が出た場合にのみ保険診療での検査ができます．本来この検査は，検診と併用して行うことで検診の精度を上げる目的で開発されました．いずれは一般の子宮がん検診に導入されるかもしれません．この検査を導入することにより，たとえば細胞診と「HPV-DNA一括検査」ともに異常がなければ3年後の検診，「HPV-DNA一括検査」のみ異常が出た場合には1年後の検診，のように検診間隔の差別化を図ることができます．

❷HPVタイピング検査：軽度異形成や中等度異形成のような前がん病変と診断された場合に保険診療の対象となります．特定のハイリスク型（16，18，31，33，35，45，52，58型）に感染した中等度異形成では，その4割が5年以内に高度異形成に進行するとの報告もあります．

●診断・検査●

2年ごとに自治体の子宮頸がん検診を受けて現在まで異常を認めていません．友人は会社の検診で毎年受けているそうです．私も1年ごとに検診を受けるべきでしょうか．

（40歳）

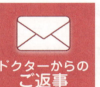

　2年ごとでも検診を受けて異常を認めないのであれば，1年ごとの検診に無理に変更する必要もないと思います．検診は定期的に受け続けることが大事なのです．

　最近は，子宮頸がんの検診で細胞診とともにヒトパピローマウイルス（HPV）の検査を組み入れていることも多くなりました．HPVは子宮頸がんの原因となるウイルスですが，検診で細胞診とHPV検査が陰性ならば3年以内に子宮頸がんになることはまずありませんから，次回検診は3年後でもよいことになります．

　また細胞診で異常が出ていなくても，HPV検査が陽性の場合は1年後の検診をお勧めすることになります．このHPV検査だけ陽性の方から「本当に1年後でも大丈夫なのか」と相談を受けることがあります．HPVに感染していてもすぐに子宮頸がんになることはありません．HPV感染から子宮頸がん発病までは10〜15年程度はかかります．定期検診をしっかりと受けていれば，子宮頸がんになる前の段階（子宮頸部異形成）でみつけることができます．

●診断・検査● 　19

子宮頸がん検診で class Ⅲ a（LSIL）の診断で，「精密検査の必要あり」と結果が届きました．近くの開業医を受診したところ，専門病院を受診するように言われました．これって深刻な病状ですか．

（33歳）

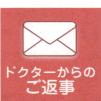

　この細胞診の結果から考えると，おそらく深刻な状態ではないでしょう．class Ⅲ a（LSIL）では軽い前がん病変（軽度異形成）程度を疑います．しかしまれに<u>早期のがんがみつかることもありますから，精密検査は必ず受けるようにしてください．</u>

　精密検査を行う場合には，子宮の入り口（子宮頸部）を拡大して観察するコルポスコピーという検査機器が必要となります．ほとんどの開業医ではコルポスコピーを備えていないため，細胞診で異常が出た場合に精密検査ができる病院へ紹介することになります．

　患者さんの中には class Ⅲ a を Ⅲ A 期の子宮頸がんと勘違いされる方がおられます．がんの進行期は class ではなく stage で分類されます．Ⅲ A 期の子宮頸がんは"class Ⅲ <u>a</u>"ではなく"stage Ⅲ <u>A</u>"です．くれぐれもお間違いのないように．

子宮頸がん

●診断・検査●

> 中等度異形成と診断され，3ヵ月ごとに近くの病院で検査を受けています．お医者さんからは，前がん病変ではあるが経過観察で十分と言われていますが，いずれはがんになるのではないかととても不安です．本当に経過観察で大丈夫でしょうか．
>
> （29歳）

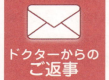

　最近は，軽度および中等度異形成に対して「HPVタイピング検査」[→ p17]を保険診療で受けることができます．感染しているHPVの型を調べることで，がんへと進行しやすい中等度異形成なのかを知る手がかりとなります．

　中等度異形成は，ヒトパピローマウイルス（HPV）の種類により，HPVハイリスク型で約40％，それ以外の型では約8％が高度異形成へと進む確率があると言われています．病変が狭い場合は，外来での精密検査（小さな病変切除）で病変が消失する場合もありますが，HPVハイリスク型で2年以上も中等度異形成が続く場合には，レーザー蒸散術や子宮頸部円錐切除術も考慮して良いと考えます．

●診断・検査● 21

子宮頸がん

不正出血

ご相談 7

1週間前に少量の不正出血があり近くの産婦人科を受診したところ，進行した子宮頸がんが疑われるので，すぐに大きな病院へ行くように言われました．これまで検診を受けてはいませんでしたが，不正出血などの症状もなかったのでとてもショックです．私のようにいきなり進行したがんでみつかることがあるのでしょうか． （47歳）

ドクターからのご返事

　子宮頸がんの臨床症状と問えば，不正出血と答えられる方が多いと思います．もちろん答えとして間違いではありません．ただし不正出血などの症状を常に認めるようになると，もう初期ではなく進行がんで，少なくとも進行がんのⅠB期以上の子宮頸部浸潤がんである可能性が高いと考えます．子宮頸がんは，症状として不正出血が挙げられますが，意外にも進行がんで初めて出血することも多いのです．自治体の検診が2年毎ですから，少なくてもその検診だけでも受けていれば良かったと悔やまれます．
　ⅠA期までの早期の子宮頸がんは，臨床症状がなく検診でしかみつけることができません．やはり，定期的な婦人科検診を受けることが大事です．子宮頸がんが発病するまでにヒロパピローマウイルスに感染して10〜15年程度の歳月がかかると言われています．しっかり検診を受けていれば，たとえ治療の必要があっても，手術温存が可能なのです．

子宮頸がん

●診断・検査●

治療までの検査内容

ご相談 8

子宮頸がんがみつかりました．少し進んでいるようです．十分な検査を行ってから治療方針を決定しますとだけ言われました．早く治療しないと転移するのではと考えると心配で夜も眠れません．治療までにどのような検査が必要なのですか．

（51歳）

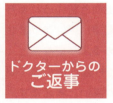

ドクターからのご返事

　おそらく主治医の先生は，あなたのがんの局所的な所見は，診察（内診）により把握しています．しかし今の段階では，リンパ節が腫れていないか，肝臓や肺に転移はないかなどの全身的な情報は得られていません．「十分な検査を行ってから……」とは，全身的な把握を行い正確な進行期を確定することです．それに基づき適切な治療法を立てていくのです．

　これから予定される検査としては，胸部X線，CT検査，MRI検査［→ p89］など画像検査が予定されます．胸部X線は肺への転移を調べます．CT検査は1回の検査で胸部〜腹部と広い領域を検査することができ，リンパ節転移や，肝臓や肺などへの遠隔転移の有無を調べることができます．最近ではCT検査の代わりにPET-CT検査などを行う施設もあります．MRI検査は骨盤内を検査し，がんの大きさや周囲臓器への浸潤［→ p53］の有無など質的診断が高い検査です．MRI検査で膀胱や直腸への浸潤が疑われる場合には，さらに膀胱鏡や直腸鏡を行い，実際の浸潤の有無を確かめます．

　これらの検査以外にも補助的診断となる腫瘍マーカーの検査を含む血液検査，心電図検査などを行います．すべての検査は2週間程度で終了します．

　夜も眠れないあなたの気持ちはよくわかりますが，適切な治療を受けるためにも，十分な検査が必要となります．

● 治 療 ● 23

子宮頸部高度異形成で円錐切除術を勧められています．手術に伴うリスクや合併症などを教えてください．
（29歳，未婚）

子宮頸がん

　子宮頸部円錐切除術に伴うリスクや合併症を列挙すれば，術中および術後出血，術後の痛み，感染，頸管狭窄，早産のリスクなどが挙げられます．この中でも術後出血は頻度が高く，また早産のリスクは将来の妊娠時に問題となってきます．

1 術後出血：術後 10 〜 14 日目ごろが最も出血量が多くなります．患者さんには，「徐々に増えてくるようなら連絡をするように．月経の 2 日目程度の出血が出るようなら自然に止まらないから」と説明しています．止血剤程度で済む場合もありますし，出血部位の縫合や電気メスでの凝固が必要になることもあります．術後 3 週間を過ぎると創部 [→ p108] が治癒してくるので，大きな出血はなくなってきます．

2 術後の痛み：手術当日に月経痛の強い感じがありますが，1 回の鎮痛薬使用で改善します．また創部の感染により発熱や帯下（おりもの）[→ p43] の増量をきたすことがあります．予防として術後数日は抗生物質 [→ p118] を内服してもらいます．頸管狭窄は，創部が治っていく過程で子宮の入り口が狭くなってしまいます．そのため月経痛が強くなることがあります．まれに閉経後の患者さんでは頸管閉鎖してしまうこともあります．

3 早産のリスク：円錐切除術では，本来 4cm 程度の長さの子宮頸部を 1 〜 1.5cm ほど切除します．妊娠すると子宮は大きくなり，子宮頸部は逆に短くなっていきます．円錐切除術によりただでさえ短くなった子宮頸部では，子宮の入り

子宮頸がん

24 ●治　療●

口が開きやすくなり，早産のリスクが増えてくるのです．円錐切除術を受けた妊婦さんが早産するリスクは，円錐切除術を受けていない妊婦さんの約 1.2 倍といわれています．そのため早産の予防として入り口が開かないように，胎児に影響がなく手術の行いやすい妊娠 12 ～ 17 週のころに子宮頸管縫縮術（しきゅうけいかんほうしゅくじゅつ）が必要となる場合があります．

4 術後の注意点：激しい運動，自転車・バイクなどの運転を術後 2 週間は避けてください．また性交渉や湯船につかるのを術後 4 週間は避けましょう．

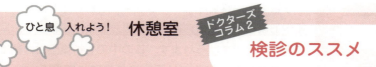

休憩室　ひと息入れよう！　ドクターズコラム2

検診のススメ

　子宮がんと一口に言っても子宮頸がんと子宮体がんとに二分される．一般に子宮がん検診とは子宮頸がんに対する検診であり，自治体から2年に1回のお誘いも子宮頸がんの検診である．地方では自治体などがバス検診で子宮がん検診を行っているが，これも子宮頸がん検診のみである．ドック検診では，子宮体がんの検診，超音波検査，ヒトパピローマウイルス（HPV）検査などをオプションとして追加している場合もある．

　実際の子宮がん検診は，腟鏡と呼ばれる器具を腟腔内に挿入し，子宮の入り口（子宮頸部）を確認し，綿棒やブラシなどで細胞を採取する．この間およそ1分とかからない．たとえ子宮体がん検診などのオプションを追加しても，2分ほどで終了する．このわずかな時間で容易に細胞を採取し，しかも前がん病変から診断が可能である検診は，子宮頸がん検診以外にはないであろう．

　研修医の頃は，土日・祭日にはバス検診に駆り出された．産婦人科が近所にない地域を中心に検診専用バスで出かけていくのであるが，検診者数は時期や天候に左右された．農村では田植えの時期に，漁村では晴れの日に検診者が少なかった．休日返上でのバス検診ではあったが，早期がんがみつかり子宮温存の治療を受けた新婚の患者さんから感謝の手紙をいただいた時は，新米医師でもお役に立てたと嬉しかったのを覚えている．

　女性にとって大切な子宮を失わないためにも，まずは"検診のススメ"である．

● 治 療 ●

外来での検査で子宮頸部上皮内がんと診断され，子宮頸部円錐切除術を勧められました．円錐切除術をすると，妊娠した時に早産のリスクがあると言われました．将来出産のことを考えると，切除せずに治せないかと思うのですが，他に治療法はないのでしょうか．

（30歳，未婚）

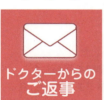

外来での検査で子宮頸部上皮内がんと診断された場合には，子宮頸部円錐切除術を勧めるのは当然といえます．円錐切除術は，本来は治療ではなく，正確な進行期を決定する診断手技です．外来で上皮内がんと診断されても，円錐切除術で微少浸潤［→ p53］以上のがんがみつかることもあります．

円錐切除術だけで上皮内がんの約95％程度が完治してしまうため，診断と治療とを兼ねた術式なのですが，患者さんは治療としての側面しかみないため，早産のリスクなど聞いてしまうと，あなたのように円錐切除術を避けようとする方が出てきてしまいます．

円錐切除術以外の治療法としては，レーザー蒸散術，冷凍凝固療法，光線力学療法（PDT）が挙げられます．いずれの治療も子宮頸部を切除しないため，円錐切除術と違い診断的意味合いはなく，治療だけを目的としたものです．そのため外来検査である細胞診，コルポスコピー，組織診のすべてで上皮内がんの所見であることが必要で，がん診療に熟達した医師による検査が望まれます．

レーザー蒸散術や冷凍凝固療法は，シミやホクロなど美容整形の領域で行われているためご存知の方も多いと思いますが，光線力学療法はご存知の方は少ないのではないでしょうか．光線力学療法はがんに特異的に取り込まれる光感受性物質を静脈注射し，その2日後に患部にレーザーを照射しがん細胞内で活性酸素を発生させがん細胞を死滅させる治療です．ただし光過敏症を避けるため3週間程度の暗い部屋での入院生活や，退院後の5週間は直射日光を避けるなど日常

●治 療●

生活に制限が必要となります．また特殊なレーザー本体を必要とするため，全国でも限られた施設でしか行われていません．

 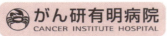

子宮頸部上皮内がんに対しては円錐切除術のみを施行しています．円錐切除術で病変の残存が疑われる場合に限り，レーザー蒸散術を追加します．

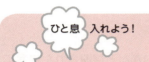

浪人時代

　私は大学に入るまで，3年間の浪人生活をした．
　現役の時は，北九州にある大学の土木工学科を受験した．共通一次試験（現在のセンター試験）の点数も悪く，不合格も当然であったが，合格発表の掲示板に自分の番号がなくてひどく落ち込んだのを覚えている．そもそも土木工学科を受験したのは，父親の勧めだった．大工仕事が玄人はだしな父は，私に建築家になってほしかったようである．
　浪人1年目は，九州にある大学の歯学部を受験した．一緒に勉強していた友人が歯学部志望であり，誘われるままに受験したのである．しかしともに合格できず，友人は私学の歯学部に進み，私は2浪が決まった．
　浪人2年目は，九州にある大学の医学部を受験した．2浪目ともなると，さすがに同じ高校からの同級生もほとんどいなくなった．高校は違うが同じ2浪生と友人になり，彼いわく「歯医者はこれからあまる時代になるから，医者をめざしたほうが絶対にいいよ．一緒に医学部をめざそう」とのこと．これで医学部をめざすことになったが，私は受験に失敗し，友人は国立大学の医学部に合格した．彼とはいまだに友情が継続中である．
　浪人3年目は，山口大学医学部を受験した．ついにひとりぼっちとなった．その寂しいはずの浪人生活を救ってくれたのは，高校の後輩達だった．私が童顔でいつもニコニコ顔なのが幸いしたのか，後輩達のほうから声をかけてきてくれ，いつの間にか勉強友達となった．彼らに出会えたことで勉強意欲を失わず，なんとか浪人生活に終止符を打つことができた．
　3年の回り道はしたが，人との出会いの"運"や"縁"に恵まれ，本当に感謝している．

●治 療● 27

　円錐切除の結果で上皮内腺がんと診断されました．完全に切除できたようだと言われましたが，2 割程度が頸管内に病変がスキップして残存している可能性があるということで子宮の摘出を勧められました．このままようすをみていてはダメですか．

（33 歳）

子宮頸がん

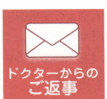

　あなたに挙児希望［→ p43］があるかどうかだと思います．挙児希望がないのであれば，主治医の先生が言われるように，子宮頸部上皮内腺がん（AIS）はがんの残存の可能性があるために子宮全摘出術が第一に選択されます．しかし挙児希望が強い場合は，残存のリスクを十分に納得のうえで厳重な経過観察も考慮されます．

子宮頸がん

ご相談 12

子宮頸部上皮内がんの診断で円錐切除を受けました．扁平上皮がんで取り残しはないようですが，がんが微少浸潤しておりⅠA1期と診断されました．子宮を摘出するか温存するか迷っています．

（36歳，既婚）

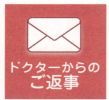

ⅠA1期の場合は，扁平上皮がんや腺がんなどの組織型にかかわらず，また取り残しがない場合（切除断端が陰性）であっても，第一に選択する治療法としては子宮全摘出術になります．子宮を温存する場合は，挙児（妊孕性温存）[→ p43] を強く希望される場合に限られます．

　扁平上皮がんは，腺がんのように病変が子宮側にスキップして存在することはまれで，リンパ節転移の頻度も1％未満とされています．しかもⅠA1期の患者さんが若年化傾向にあるため，挙児を強く望む患者さんも多く，円錐切除術でがんを完全に切除できた場合には，子宮を温存する傾向にあり，現在ではⅠA1期の約半数の患者さんが円錐切除術で治療を終了しています．今後もこの傾向は続くと思われます．

　あなたに強い挙児希望がある場合は，子宮全摘出術ではなく，慎重な経過観察を受けていくことも選択肢の一つといえます．

がん研有明病院
CANCER INSTITUTE HOSPITAL

　準広汎子宮全摘出術が第一にお勧めする治療ですが，若年者で挙児希望の患者さんも多く，円錐切除術で完全切除の場合は子宮温存も行います．

● 治 療 ● 29

子宮頸がん

ⅠA期 腺がん

ご相談 13

　円錐切除の結果でⅠA期の腺がんと診断されました．腺がんだから子宮の温存は危険だと，子宮摘出と骨盤リンパ節郭清術を勧められました．円錐切除だけで終わりと考えていたので，リンパ節郭清まで必要と聞いて落ち込んでいます．

（34歳）

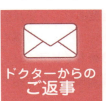

ドクターからのご返事

　ⅠA期の腺がんでは，多くの施設が子宮全摘出術だけでなく骨盤リンパ節郭清術 [→ p108] まで行っていると思います．

　ⅠA期の腺がんは，扁平上皮がんと異なりⅠA1とⅠA2に細分類されていませんが，3mm以内を浅い浸潤 [→ p53]，3～5mmを深い浸潤として便宜上分けています．浅い浸潤の場合には，リンパ節転移の可能性が1～2％程度なので，骨盤リンパ節郭清を省略できるとした意見もあります．深い浸潤の場合は，症例数も少ないため正確なリンパ節転移の頻度はわかりませんが，他の病理学的なリスク因子の頻度も高くなるため，骨盤リンパ節郭清は省略すべきではありません．

　将来の妊娠を望んでおり，子宮の温存 [→ p43] を強く希望される場合には，いまだ試験治療の域を出ていませんが，頸管だけを大きく切除する広汎子宮頸部摘出術の適応となるでしょう．

がん研有明病院 CANCER INSTITUTE HOSPITAL

　浸潤の深さにかかわらず，子宮全摘出術と骨盤リンパ節郭清術をお勧めしています．子宮全摘出術は準広汎子宮全摘出術を基本とし，浸潤の程度が深く他の病理学的リスク因子がある場合には広汎子宮全摘出術も考慮します．

子宮頸がん

30 ●治 療●

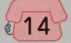

> 初期の子宮頸がんで円錐切除術を受けたところ，ⅠA2期の扁平上皮がんと診断されました．主治医からは，子宮全摘出術と骨盤リンパ節郭清術を勧められました．すでに2人の子供がおり，子宮を切除することに迷いはありませんが，リンパ節郭清まで必要でしょうか．
>
> （42歳）

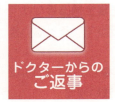

　ⅠA2期はリンパ節転移の頻度が5％程度あり，リンパ節転移が1％未満のⅠA1期がリンパ節郭清 [→ p108] を省略するのとは大きく異なります．「子宮頸癌治療ガイドライン」でも"骨盤リンパ節郭清を含む準広汎子宮全摘出術以上の手術"を推奨しています[1]．

　しかし同じくガイドラインでは，"脈管侵襲 [→ p108] を認めない症例についてはリンパ節郭清の省略を考慮できる"とされています[1]．脈管侵襲とは，切除したがん組織（あなたの場合は円錐切除した標本）の血管やリンパ管にがん細胞が入り込んでいることをいいます．これは顕微鏡を通して病理学的に診断されるものです．脈管侵襲が陽性であれば，リンパ節などへの転移の危険性が高まり，逆に陰性であれば転移の危険性が低いと考えられます．ⅠA2期でも脈管侵襲を認めない場合は，リンパ節転移の頻度が低いとされ，骨盤リンパ節郭清の省略も考慮されます．

がん研有明病院　CANCER INSTITUTE HOSPITAL

　基本は，開腹もしくは腹腔鏡下での準広汎子宮全摘出術または広汎子宮全摘出術と骨盤リンパ節郭清を行います．脈管侵襲が陰性であれば，骨盤リンパ節郭清省略も考慮します．

●治　療●

広汎子宮全摘出術

ご相談 15

ⅠB1期の子宮頸がんで広汎子宮全摘出術を受ける予定です．手術に伴う合併症を教えてください．

（45歳）

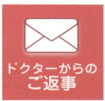
ドクターからのご返事

患者さんの病状の進行に応じて，開腹もしくは腹腔鏡下での広汎子宮全摘出術を施行しています．どのような手術でも，術中出血・術後感染症・腸閉塞などは当然起こりえます［→p137，139］．この手術に特徴的な合併症［→p76］といえば，排尿障害とリンパ浮腫が挙げられます．

排尿障害は，広汎子宮全摘出術を行う際，膀胱の機能にかかわる神経を傷つけてしまうために起こります．術後に尿意がない，尿が出ないなどの症状を認めます．現在では神経を温存する［→p43］手術手技が行われるようになり，通常は2〜3週間で改善することがほとんどですが，まれに改善せず排尿障害で苦しめられることがあります．排尿ができても尿意のない場合は，膀胱に多量の尿がたまらないように，定時的に排尿を行うことが必要となります．排尿ができない場合は自分で導尿［→p108］を行う自己導尿が必要となります．

リンパ浮腫は，骨盤リンパ節郭清を行うことにより，骨盤内のリンパ液の流れが悪くなるために起こります．リンパ節郭清術を受けた患者さんの約2割が下肢，両足の付け根，下腹部などに浮腫を起こします．浮腫の発生の時期と程度は個人差が大きく，手術直後から一過性に発生して自然に消失するものや，数ヵ月〜数年後に発生し改善しないものなどさまざまです．対処法にはリンパマッサージや弾性ストッキングの着用などが有効です．

（次頁に続く）

子宮頸がん

32　●治　療●

当院の場合

がん研有明病院
CANCER INSTITUTE HOSPITAL

❶年間に約80人の患者さんに広汎子宮全摘出術を行っています．また，早くから神経温存の術式を導入しています．

❷術後補助療法（追加治療）は放射線治療が標準とされていますが，放射線治療を行うと患者さんの6割以上に中等度から重度のリンパ浮腫を生じます．当院では術後補助療法として抗がん剤治療を行い，放射線治療に劣らぬ優れた治療成績を挙げています．

❸腹腔鏡下広汎子宮全摘出術の適応基準として以下の2点があげられます．
・臨床進行期がⅠB1期とⅡA1期であること
・扁平上皮がんと腺がんが望ましい

ひと息 入れよう！　**休憩室**　ドクターズコラム4

はじめての執刀

　はじめて執刀したのは，1991年6月末の快晴の日だった．私の大学の医局では，新人に早く手術をさせる慣習があった．その日は，病棟医長から「今，外来に子宮外妊娠らしい患者さんが来とるらしい．手術になるようじゃったら，先生の手術になるから」と言われ，ついに来る時が来たかと勇み立ったが，手術そのものは気持ちどおりにはいかなかった．手洗いの時点で心臓が口から飛び出そうなほど過緊張状態で，執刀では手が震えて止まらなかった．指導医の先生のもと，言われるがまま手術が進んだに違いない，が，その手術のことは断片的にしか覚えていない．それでも初手術が終わると，少しだけ医者として進歩した気がした．

　新人全員が初手術を終えると，手術をさせていただいた"お礼の会"を開催するのも医局の慣習だった．大学病院近くのホテルの中華料理店で教授以下20数人の先輩方をもてなしたが，新人だけでの費用割り勘は，まだ給料のない身にはこたえた．その後の2次会・3次会は先輩達のおごりでしこたま飲まされ，翌日の仕事には案の定遅刻した．あれから20年数年が過ぎた．本当に早いものだと思う．今では指導する立場になったが，あの当時の気持ちを忘れず，さらなる高みをめざしていかなければならない．

●治 療● 33

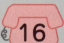

16

乳がんでは転移しやすいリンパ節に転移がなければ，他のリンパ節は切除しない手術が広まっていると聞きました．子宮頸がんでは，まだ行われていないのでしょうか．

（38歳）

子宮頸がん

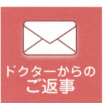

　がん細胞がリンパの流れに乗って最初に到達するリンパ節，すなわちがんが最初に転移するリンパ節は決まっており，そのリンパ節を「センチネルリンパ節」と呼んでいます．
　このセンチネルリンパ節を同定する方法には，色素を用いる色素法と，微量の放射線元素を用いるラジオアイソトープ法とがあります．いずれの薬剤もリンパの流れに入りやすく，リンパ節にとどまりやすい性質を持っています．これらの薬剤を腫瘍近傍に注入することで，手術中にセンチネルリンパ節を非常に高い確率で同定することができます．
　手術中に摘出（生検）したセンチネルリンパ節は，迅速な術中病理診断を行います．転移がなければ，それ以外のリンパ節には転移がないと考えリンパ節郭清［→p108］を省略し，転移があればリンパ節郭清を行います．乳がん手術ではセンチネルリンパ節生検が確立され，この治療を保険診療で受けることができます．
　子宮頸がんは，簡単に薬剤を注入できるためセンチネルリンパ節生検に向いたがん種です．このことは臨床研究でも証明されていますが，いまだ乳がんのように保険診療で受けることはできず，限られた施設で臨床試験として行われているのが現状です．

子宮頸がん

治療

当院の場合 **がん研有明病院**

　子宮頸がんのセンチネルリンパ節生検は，腹腔鏡下広汎子宮全摘出術および広汎子宮頸部摘出術［→ご相談17］の際に行っています．広汎子宮頸部摘出術の場合は，手術中にセンチネルリンパ節生検で転移がなければ子宮を温存し，リンパ節転移があれば子宮全摘出術へ変更しています．リンパ節転移の有無にかかわらず開腹手術でも腹腔鏡下手術でもすべてのリンパ節は切除します．乳がんのようにセンチネルリンパ節が陰性であればそれ以上のリンパ節は切除しないものではありません．

● 治　療 ●

子宮頸がん

子宮頸がんのⅠB1期と診断されました．子宮頸部に1.5cmのがんを認めていますが転移はないようです．主治医からは広汎子宮全摘出術をすれば治る可能性が高いと言われました．既婚ですが子供はいません．これから子作りを考えていた矢先で，子宮はとりたくありません．何とか子宮を温存できる方法はないのでしょうか．　　　　　　　　　　　　　　　　　　　（28歳）

　子宮頸がんの若年化傾向と，晩婚化と高齢出産の傾向に伴い，あなたと同じような病状の患者さんは今後も増えてくるでしょう．ⅠB1期の子宮頸がんに対しては，広汎子宮全摘出術または放射線治療が標準治療とされ，妊孕性の温存[→p43]は考慮されていません．大きながんであればあきらめもつくかもしれませんが，あなたのように1.5cmのがんであれば，何とか残せないものかと考えられるのは当然かもしれません．

　実はあなたの希望をかなえるような治療法はあります．ただしこの治療は，いまだ標準治療として確立したものではありません．あくまで試験治療の範疇に入るものと考えてください．子宮頸部を標準術式である広汎子宮全摘出術のように大きく切除し，子宮体部は温存する"広汎子宮頸部摘出術"といわれる手術です．わが国では2000年ごろから行われています．ただしこの手術は，すべてのⅠB1期の患者さんに対して適応になるわけではありません．適応条件を満たすことが必要となります．適応条件を満たしていれば，広汎子宮頸部摘出術は，標準治療である広汎子宮全摘出術と治療成績が変わらないとする報告が多いようです．

　広汎子宮頸部摘出術の適応条件を下記に示します（施設ごとで多少の条件設定の違いはあります）．

①挙児希望[→p43]が強く，広汎子宮頸部摘出術のリスクなどを十分理解されていること

● 治　療 ●

②不妊症ではないこと
③進行期がⅠA2〜ⅠB1期であること
④腫瘍径が2cm以下であること
⑤組織型が扁平上皮がんまたは腺がんであること
⑥画像検査でリンパ節などに転移がないこと

当院でも広汎子宮頸部摘出術を行っています．当院には産科はありませんが，他院との連携をはかり，妊娠後も妊娠および分娩管理ができるようにしています．

●治 療● 37

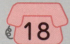

子宮頸がんⅠB1期です．リンパ節などへの転移もないようです．主治医の先生からは，扁平上皮がんなので手術でも放射線治療でも同等に治りますと言われました．どちらの治療を選択すべきか迷っています．

（70歳）

子宮頸がん

　ⅠB1期の扁平上皮がんでしかもリンパ節転移がない場合は，主治医の先生の言われるように手術でも放射線治療でも同等に治ると考えられます．
　治療法を選択する場合には，病気の進行期や組織型だけでなく，患者さんの年齢，全身状態，治療後の合併症 [→ p76] などを考慮します．
　手術の場合は，術式が広汎子宮全摘出術になりますが，術後に排尿障害やリンパ浮腫の合併症を起こすと生活の質（quality of life：QOL）を著しく低下させるため，高齢者には不向きといえます．逆に放射線治療は，卵巣機能の廃絶をもたらし，腟が硬く萎縮するため性交渉が難しくなり，また骨肉腫などの二次性がんの報告もあり，若年者には不向きといえます．
　全身状態がよい患者さんの場合には，どちらの治療を選択することも可能ですが，70歳という年齢を考えると放射線治療を第一にお勧めします．

がん研有明病院
CANCER INSTITUTE HOSPITAL

❶扁平上皮がんの場合は，60歳以下であれば手術，60〜65歳は手術または放射線治療，65歳以上であれば放射線治療を治療法の第一選択としています．
❷腺がんの場合は，放射線治療の効果が扁平上皮がんほど期待できないた

子宮頸がん

38 ●治　療●

め，65歳以上でも全身状態に問題なければ手術を選択する場合もあります．

ひと息　入れよう！　　**休憩室**　　ドクターズコラム5

手術に思うこと

　がん研の病院で働き出してまず驚いたのが，先輩医師達の手術の見事さであった．婦人科腫瘍の専門集団なので，手術に秀でて当たり前といえばそのとおりなのだが，今までみてきた手術とはレベルが違っていた．なんでこんなに早く正確な手術ができるのだろうかと不思議にさえ思ったものである．上手な手術をみなければ技術も向上しないといわれるが，上手な先輩達に指導を受けて手術の奥義をいくらかでも習得できたのは幸運であった．

　上手な手術の条件は，"5つのS"ではないかと思っている．1つ目は，"strategy（戦略）"である．2つ目は"sophistication（洗練）"されていること，3つ目は"safety（安全）"であること，4つ目は"speed（速さ）"であり，そして最後に手術全体が"simplicity（簡単）"であることだと思う．先輩達の手術にはそれがそろっていた．だからこそ"真似してみたい"手術であったのだと思う．また，それを可能にしたのは，学閥がなかったことも大きいように思う．学閥があるとどうしても，その大学の手術のやり方に偏ってしまう傾向となる．手術のやり方のことを医者は"レーゲル"と言うが，たいていの大学では「うちのレーゲルは……」と言って，その独自性を崩そうとしない．しかし，逆にその"レーゲル"により，教授を頂点とした組織としての規律を維持しているともいえる．がん研は，学閥がなく，手術手技の足し引きが自由闊達に行える環境にあるからこそ"5つのS"が実践できているように思う．

●治 療● 39

子宮頸がん

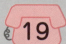

ご相談 19

子宮頸がんのⅠB1期で2週間後に広汎子宮全摘出術を受ける予定になっています．同時に卵巣も切除することを勧められました．まだ35歳で卵巣も切除するのには抵抗があるし，この歳で更年期障害が出たら嫌だ，などと悩んでいます．卵巣の切除は絶対に必要でしょうか．

（35歳）

すべてのがん治療において，根治性[→p108]を損なわずに，患者さんの生活の質（QOL）を保っていけるかどうかは非常に大事な問題となります．卵巣は，閉経までの女性の体を維持する大事な臓器ですから，術後のQOLを考えると，卵巣切除は大きな問題に違いありません．

ⅠB1期で卵巣温存を考慮する場合には，がんの組織型により変わってきます．扁平上皮がんか腺がんかで卵巣への転移の頻度が異なり，ⅠB期での卵巣への転移頻度は扁平上皮がんで0.5〜1％，腺がんで3〜5％で，腺がんのほうが優位に高く卵巣へ転移が認められます．またがんのサイズが大きいもの，リンパ節転移のあるもの，子宮体部までがんが浸潤するもの[→p53]なども卵巣転移のリスク因子といわれています．

あなたのがんの組織型や病気の広がりによっては，卵巣切除は行わなくてもよいかもしれません．その場合は卵巣転移の頻度を含めて温存すること[→p43]のリスクを十分理解していることが必要です．

がん研有明病院 CANCER INSTITUTE HOSPITAL

ⅠB1期の子宮頸がんに対して，術中所見や上記のリスク因子も加味しますが，基本的に扁平上皮がんであれば卵巣温存を考慮し，腺がんであれば卵巣の切除を勧めています．

40　●治　療●

> ⅠB2期の子宮頸がんで根治手術を受けました．病理検査で骨盤リンパ節転移が判明しました．再発のハイリスクであり，追加治療が必要だと主治医から言われました．術後追加治療の基準や治療方法を教えてください．
>
> （52歳）

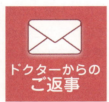

　術後の追加治療は，術後補助療法ともいわれ，手術で切除された標本の病理検査の所見から，再発リスク因子を持つ患者さんに対して行われます．リスク因子により低リスク群，中リスク群，高リスク群の3つに分類しています（下表）．術後補助療法は，中リスク群以上の患者さんが対象となります．

（次頁に続く）

❖ 子宮頸がんの術後再発リスク分類

低リスク群：	以下のすべての項目を満たすもの
	①小さな頸部腫瘤 ②骨盤リンパ節転移陰性 ③子宮傍結合織浸潤陰性 ④浅い頸部間質浸潤 ⑤脈管侵襲陰性
中リスク群：	骨盤リンパ節転移陰性および子宮傍結合織浸潤陰性で，以下のいずれかの項目を満たすもの
	①大きな頸部腫瘤 ②深い頸部間質浸潤 ③脈管侵襲陽性
高リスク群：	以下のいずれかの項目を満たすもの
	①骨盤リンパ節転移陽性 ②子宮傍結合織浸潤陽性

［日本婦人科腫瘍学会 編：子宮頸癌治療ガイドライン2017年版．金原出版，東京，p27，2017．Miller C, Elkas JC : Cervical and vaginal cancer. In: Berek & Novak's Gynecology(Berek JS ed), 15th ed, Lippincott Williams & Wilkins, Philadelphia, pp1304-1349（レベルⅢ），2012より一部改変］

●治 療● *41*

　あなたの場合は，骨盤リンパ節転移が陽性のため高リスク群になり，追加治療の対象になります．仮に骨盤リンパ節転移がなかったとしても，ⅠB2期（4cm以上の頸部腫瘤）で大きな頸部腫瘤のため中リスク群となり，治療開始当初から術後補助療法は計画されていたと思います．

　追加治療として，中リスク群には放射線治療単独もしくは抗がん剤治療（化学療法）を同時併用した同時化学放射線療法（CCRT）が，高リスク群にはCCRTが標準治療とされ，多くの病院で行われています．CCRTに併用する抗がん剤は，シスプラチンを使用するのが標準治療とされています．

　❶術後の放射線治療は，下肢リンパ浮腫や腸閉塞の発生の頻度が高くなるため，当院では術後補助療法として放射線治療ではなく抗がん剤治療を基本に行っています．
　❷膀胱浸潤［→ p53］を疑う場合や，腺がんでリンパ節転移を認める場合には，CCRTの適応としています．

子宮頸がん

●治療●

ご相談 21

放射線治療でも放射線治療単独で治療する場合と，抗がん剤を同時併用する場合があるようですが，治療法の選択に基準はありますか．

（56歳）

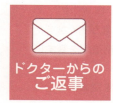

　抗がん剤治療（化学療法）を同時併用する放射線治療を，同時化学放射線療法（CCRT）といいます．抗がん剤治療を同時併用することで，がんの放射線治療に対する感受性を高め，微小な遠隔転移に対して直接的に攻撃することをねらいとしています．

　あなたの質問の放射線単独かCCRTかの選択基準ですが，原発巣[→p53]の大きさが4cmを超える場合や，がんが子宮頸部を越えて広がった場合には，放射線治療単独よりもCCRTを選択します．臨床進行期でみると，①腫瘍の最大径が4cmを超えるⅠB2期とⅡA2期，②子宮傍結合織浸潤[→p53]のあるⅡB期，③手術不能だが根治可能な局所進行子宮頸がんのⅢB期・ⅣA期の患者さんがCCRTの対象となります．また，骨盤内リンパ節転移を認める場合にもCCRTが選択されます．

　しかし，抗がん剤治療を併用することで根治性[→p108]を高めるといっても，あくまでも治療は安全に行われることが前提ですから，70歳以上の高齢者や全身状態の悪い患者さんにはCCRTは不向きです．併用される抗がん剤としては，シスプラチンを含む薬剤が世界的に使用されています．

（次頁に続く）

● 治 療 ● 43

子宮頸がん

がん研有明病院
CANCER INSTITUTE HOSPITAL

❶ シスプラチン単剤を併用投与する CCRT がわが国の標準治療ですが，当院ではシスプラチンとパクリタキセルの 2 剤を併用した臨床試験も行い，良好な結果を得ています．

❷ 切除可能な 4cm 以上の腫大（しゅだい）したリンパ節転移には，先に腫大したリンパ節を切除した後に CCRT を開始したり，通常の放射線治療では原発巣の制御が難しい場合は，組織内照射といった特殊な照射法を用いた CCRT を行うなど，根治性を高めるために工夫をした治療を行っています．

その1 婦人科 編

「婦人科の本でよく目にするけど……」

少し難しい言葉の 1 行解説 （ほぼ）

- **温存（おんぞん）**
  手を加えずに，そのままにしておくこと．
- **挙児（きょじ）**
  子供を得ること．
- **更年期（こうねんき）**
  性成熟期から老年期への移行期（45 〜 55 歳）．
- **妊孕性（妊孕能）［にんようせい（にんようのう）］**
  妊娠して出産できる能力．
- **帯下（たいげ）**
  女性性器からの分泌物，すなわち「おりもの」のこと．
- **分娩（ぶんべん）**
  出産のこと．
- **未経産（みけいさん）**
  出産を経験していないこと．

子宮頸がん

44 ●治 療●

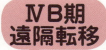
ⅣB期
遠隔転移

ご相談
22

ⅣB期の扁平上皮がんで全身のリンパ節と肺に転移をしています．抗がん剤治療が効かなければ厳しい状態といわれています．抗がん剤治療以外に有効な治療法はないでしょうか．

（55歳）

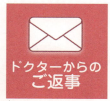
ドクターからの
ご返事

　子宮頸がんの治療は，手術・放射線治療・抗がん剤治療（化学療法）の3つが治療の主体となっており，臨床進行期に応じて，適切な治療法の選択が行われます．ⅣB期の子宮頸がんでは，肺や肝臓など遠隔転移を認めるため，典型的な治療法はなく，遠隔転移の状態や患者さんの全身状態などに応じて，臨機応変に治療法を選択していきます．

　あなたの場合は，全身のリンパ節と肺に転移があるため，手術や放射線治療の局所療法ではなく，全身療法としての抗がん剤治療の選択が妥当と考えます．

　治療に使用する抗がん剤としては，パクリタキセルにシスプラチンやカルボプラチンなどプラチナ製剤を併用した組み合わせが比較的有効とされ，現在多くの施設で使用されています．

　残念ながら抗がん剤治療で効果を認めなかった場合には，主治医の先生がお話しされたように厳しい状況といえます．その場合には，患者さんの全身状態や治療に対する希望を考慮したうえで，抗がん剤治療の変更や緩和治療への移行をお勧めすることになります．また病状の増悪により，子宮からの出血や痛みを制御する目的で放射線治療が行われる場合もあります．

（次頁に続く）

●治療● 子宮頸がん

がん研有明病院
CANCER INSTITUTE HOSPITAL

❶ 先に抗がん剤治療を 2〜4 コース行い，効果を認め遠隔転移が縮小もしくは消失した患者さんには，原発巣の子宮に対して同時化学放射線療法（CCRT）を行います．

❷ CCRT で原発巣 [→ p53] が完全に制御され，遠隔転移が摘出可能な場合には手術による摘出も考慮します．

ひと息 入れよう！ **休憩室** ドクターズコラム6

中年男の独り言

　今年で50歳になった．切りがいい年齢のためか，最近は同い年くらいの患者さんの生年月日につい目を留めてしまう．"同学年じゃないか" とか "一学年先輩か" と思うだけのたわいないことなのだが，忙しい外来での密かなマイブームである．私の誕生日と1ヵ月と違わないニアピンの患者さんには，なぜか親近感が湧くから不思議だ．しかし，まだビンゴは出ていない．（私の生年月日は公表していません．ビンゴねらいで受診されても景品などは一切ありませんのであらかじめご了承ください．）

　ところで先日，妻の顔のシワが妙に美しく感じ，それを素直に話したら「失礼ねっ」と一喝され，傍らの息子も「パパって最低」と非難の声を上げた．妻とマザコン息子の共同戦線では，こちらの旗色はすこぶる悪く，すごすごと自分の部屋に撤退した．くっそ〜，やつらは何もわかっていない．私だって，よそさまの女性に「美しいシワですね」などと言うほど愚か者ではない．それくらいの分別はわきまえた中年男なのだ．結婚した時，妻の顔にシワはなかった（と思う）．刻まれたシワは，2人で過ごした年輪のようなものだ．そのシワの一つ一つに，「出会えてありがとう」とか「一緒にいてくれてありがとう」と言ってあげたいくらいだ．それをやつらは私の真意も知らずに……．もう怒ったから言ってあげないよ〜だ．

※これはあくまでも個人の感想です．妻のシワが決して多いというわけではありません．

●治療●

治療後の経過観察の検診間隔と検査項目などを教えてください．

（40歳）

治療後の経過観察の検診間隔に関して統一した基準はありません．病院ごとに違いはありますし，病気の進行期によっても違いはあります．「子宮頸癌治療ガイドライン」では，治療後1〜2年目は1〜3ヵ月ごと，3年目は3〜6ヵ月ごと，4〜5年目は6ヵ月ごと，6年目以降は1年ごとを検診間隔の目安として推奨しています[1]．おそらくどの病院でも，この目安に沿った間隔で経過観察を行っているものと思われます．

次に経過観察において行うべき検査項目ですが，これもガイドラインでは，内診を含めた診察，細胞診，胸部X線検査［→ p89］，腫瘍マーカーを含む血液検査，CT検査［→ p89］などの画像検査を適宜行うのが望ましいと推奨されています[1]．検診間隔と検査項目に関しては，どの病院でも一応の基準を持ちながらも，個々の患者さんの病気に応じた対応をしているものと思います．

がん研有明病院　CANCER INSTITUTE HOSPITAL

❶検診間隔：子宮頸がん治療後5年間は3ヵ月ごと，それ以降は1年ごとの検診を推奨いたします．

❷検査項目：検診ごとに必ず診察，細胞診，血液検査を行います．胸部X線やCT検査などの画像検査は半年〜1年ごとに行うようにしています．

●治　療●

子宮頸がん

子宮頸がん I B1 期で手術後 6 ヵ月になります．術後の追加治療もなく，現在は経過観察だけを受けています．再発はありませんが，予防的に何かすることはないでしょうか．

（62歳）

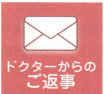

　再発の低リスクであれば，何もする必要はありません．
　もし何かを行うとすれば，抗がん剤治療でしょうか．しかし，抗がん剤治療を追加して予後が改善したなどの根拠はありません．免疫療法や食事療法など，個人的に行われる方もいらっしゃいますが，これらも再発予防に効果があるといった根拠はありません．
　再発のことなどあまり気にされず，よいイメージを持って生活されてはいかがでしょうか．

子宮頸がん

48 ●治　療●

治療後下血

ご相談 25

　放射線治療後3年になります．現在まで再発はありませんが，3ヵ月前から下血を認めるようになりました．放射線治療を受けたのが原因のようですが，よい治療法はあるのでしょうか．

（58歳）

↓↓↓

ドクターからのご返事

　放射線治療が原因で下痢や下血［→ p76］を起こす病態を，放射線腸炎といいます．子宮頸がんの放射線治療では直腸やS状結腸の障害が中心となります．障害は照射中から照射後3ヵ月以内に起こる早期障害と，照射後6ヵ月～1年以上たって生じる晩期障害に分けられます．あなたの場合は放射線治療後3年ほど経過しての下血ですから，晩期障害になります．

　腸管粘膜は放射線治療の障害を受けやすい部位で，晩期障害では，腸粘膜だけでなく腸管全体に病変が生じるため，強い粘膜の炎症や深い潰瘍(かいよう)ができ，持続的あるいは間欠的な［→ p76］下血やしぶり腹がみられ，時に大量出血することもあります．確定診断には大腸内視鏡検査が有用です．

　晩期障害の治療には，<u>軽症の場合粘膜面の出血に対して大腸内視鏡でのアルゴンプラズマ凝固法（APC）による保存的治療が試みられます</u>．保存的療法が無効な重症な場合には人工肛門造設など外科的治療も考慮されますが，放射線治療が綿密に計画され行われている現在では，ここまで重症化することはまれといえます．

当院の場合　**がん研有明病院** CANCER INSTITUTE HOSPITAL

　　潰瘍を伴わない軽症の場合には，粘膜面の出血に対してAPCを行い，潰瘍
　　を伴う重症の場合には，高気圧酸素療法を行っています．

●治療● 49

子宮頸がんⅢB期でCCRTを行いましたが，治療後3ヵ月目の効果判定で子宮頸部に2cmのがんが残存していました．このままようすをみていても治癒することはないので，すぐに抗がん剤治療を開始しましょうと言われました．もし抗がん剤治療が効かない場合に選択される治療法はあるのでしょうか．

（62歳）

子宮頸がん

放射線治療後に子宮頸部に限局してがんが残存した場合に，抗がん剤治療は第一に選択される治療法ですが，放射線治療の影響により抗がん剤の効きが悪くなり，抗がん剤治療だけでは根治 [→ p108] は難しいでしょう．あなたの質問のように抗がん剤が効かない場合の治療法としては，可能であれば子宮全摘出術が望ましいと考えます．しかし放射線治療により骨盤内臓器の線維化や癒着などが起こるために，技術的にかなり難しい手術になります．また手術はうまくできても，術後に腟から尿がもれる膀胱腟瘻などの合併症 [→ p76] の頻度も高く，その場合には人口膀胱などの尿路変更術が必要となる場合もあります．

手術は根治をめざすには有効な治療法と考えますが，合併症の頻度も高いため，そのリスクを十分に納得して受けられることが必要です．

がん研有明病院
CANCER INSTITUTE HOSPITAL

放射線治療後に子宮頸部に限局してがんが残存した場合には，可能であれば抗がん剤治療よりも積極的に子宮全摘出術を行っています．放射線治療の影響により広汎子宮全摘出術は難しく，準広汎子宮全摘出術を基本としています．約20％の患者さんに膀胱腟瘻などの術後合併症を認めますが，5年生存率は約70％と良好な成績を挙げています．

子宮頸がん

50　●再　発●

腟再発治療法

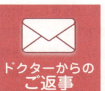
ご相談 27

子宮頸がん術後1年で腟に再発しました．まだ小さく放射線治療で治すことは可能といわれています．やはり放射線治療が第一選択になるのでしょうか．

（58歳）

↓↓↓

ドクターからのご返事

　子宮切除後の腟再発に対しては，放射線治療が行われます．あなたの場合も放射線治療がよい適応になります．
　再発腫瘍が小さな場合は，腟内に円筒形をしたシリンダーといわれる器具を挿入し，腟腔内の照射（腔内照射）を4～5回行います．あなたの場合はこの照射によって非常に高い確率で治すことができます．
　またシリンダーを用いた腔内照射では治すことのできない大きさの腫瘍では，腔内照射だけでは治すことが難しく，外部照射との併用や，組織内照射などの他の照射法の適応となります．

がん研有明病院

　問題は照射後もがんが残存する場合や，消失後に再々発した場合の治療法の選択です．腟の周囲には膀胱や直腸があり，再度の放射線治療はそれらの臓器に重篤な合併症［→ p76］を引き起こすためできません．そのため再々発した場合は，放射線治療ではなく抗がん剤治療もしくは手術が選択されます．しかし手術や放射線治療を行った後の再々発には抗がん剤治療の効果が乏しいことが多く，当院では手術可能であれば積極的に切除を行う方針にしています．

●再　発●

子宮頸がん

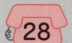

ご相談 28

子宮頸がん術後3年です．1年前より腫瘍マーカーのSCCが正常値を少し超えています．心配で1ヵ月ごとに測定していますが，上昇傾向もありません．画像検査も2回行いましたが，異常は指摘されませんでした．主治医の先生は，おそらく大丈夫と言ってくれるのですが，このままようすをみているだけで本当に大丈夫なのでしょうか． (43歳)

ドクターからのご返事

あなたのように腫瘍マーカーだけが高くなる患者さんが時々おられます．それが再発して高いのか，ただ単に高い（偽陽性）だけで再発ではないのか，こちらも悩む場合があります．

一般的に腫瘍マーカーが異常値を示した場合は，1回だけの高い数値で憂慮するのではなく，その数値がどのように推移するかをみていきます．検査するごとに上昇していくようならば再発を疑い，画像検査（CT検査やPET-CT検査 [→p89]）を行う必要があります．画像検査では，腫瘍マーカーの上昇から数ヵ月遅れて病変が判明することもあり，一度の画像検査で異常を指摘されなくとも，腫瘍マーカーが上昇していく場合は，時期をおいて再検査をすることが必要です．また今回の腫瘍マーカーであるSCCは，食道がんや肺がんなど他のがんでも異常値を示すため，再発部位が特定できない場合は，他のがんの検索も必要となります．

あなたの場合は，腫瘍マーカーが正常値を少し超えた程度で上昇傾向もなく，画像検査でも異常を指摘されていないので主治医の先生が言われるように大丈夫ではないでしょうか．ちなみに腫瘍マーカーのSCCは，腎機能の悪い患者さんや皮膚疾患のある患者さんで偽陽性となることがあります．

子宮頸がん

52 ●再　発●

放射線
治療後

ご相談
29

子宮頸がんⅡB期で放射線治療後です．2年目検診で骨盤内に再発しました．放射線治療が行われた部位なので再照射はできないと言われました．このような場合に，どんな治療法が選択されるのでしょうか．
（47歳）

↓↓↓

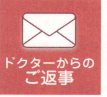
ドクターからの
ご返事

　放射線治療が行われた部位に再発することを，照射野内再発といいます．主治医の先生が言われるように，照射野内再発に対しては，通常の放射線治療は行えません．あなたの場合は，がんの再発した部位が，骨盤壁に固着したような側方性のものか，腟や子宮など骨盤壁とは離れた中央再発なのかで，選択できる治療法も違ってきます．

　側方性の再発には，手術の適応はなく抗がん剤治療を行います．しかし放射線治療の影響のため抗がん剤治療の効果が乏しく，根治[→p108]は望めないかもしれません．

　中央再発の場合は，抗がん剤治療だけでなく手術や放射線療法も治療の選択肢となる可能性があります．手術療法は，がんが子宮頸部に限局した場合には子宮全摘出術が，膀胱や直腸など周辺の臓器にがんが浸潤している[→p53]場合には，膀胱や直腸を腫瘍と一塊にして切除する骨盤内臓全摘出（骨盤除臓術）が行われます．手術による切除は最も根治性の高い治療ですが，手術侵襲[→p108]も大きく，術中・術後の合併症[→p76]の頻度も高く，また人工肛門や人口膀胱の造設に伴う生活の質（QOL）の低下もきたします．手術の適応には十分な検討を行うことはいうまでもありませんが，患者さん自身も手術に伴うリスクを十分に納得する必要があります．

　放射線治療は，組織内照射という特殊な照射法を行います．イメージ的には腫瘍を多くの線源[→p108]で針刺しにして腫瘍内部から照射する方法です．膀胱

●再　発●　53

や直腸など周辺臓器への放射線の影響を最小限にとどめる利点があり，照射野内再発でも照射が可能ですが，線源を刺すことが可能な腟壁や腟断端に限局した再発に限られます．

❶適応を十分に検討したうえで，可能な場合には手術や組織内照射を積極的に行っています．
❷骨盤内の再発は，腰痛や下肢痛（かしつう）などを引き起こすため，根治が望めない場合には，早くから緩和医療科と併診しながら治療を行っています．

子宮頸がん

　「婦人科の本でよく目にするけど……」

少し難しい言葉の1行解説（ほぼ）

●顔つき（かおつき）
　がん細胞の形，すなわち「組織型」のこと．
●原発巣（げんぱつそう）
　がんが発生した部位（臓器）．
●浸潤（しんじゅん）
　がんがまわりの臓器に広がること．
●転移巣（てんいそう）
　がん細胞が原発巣から血流やリンパ流などにのって他の部位に移り，再び増殖してがんを形成した，その部位のこと．

子宮頸がん

54 ●再　発●

ご相談 30

子宮頸がん術後4年で肺転移を指摘されました．これから行われる検査や治療法を教えてください．
（63歳）

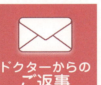

ドクターからのご返事

まずは，肺以外にも転移がないか検査を行う必要があります．転移が肺だけなのか，肺以外にもあるのかによって治療法の選択が変わってきます．

肺以外にも転移を認める場合には，全身療法としても抗がん剤治療が一般的には選択されます．

肺以外に転移を認めない場合には，抗がん剤治療以外に手術や放射線治療など局所療法の適応も考慮されます．しかし肺に転移をきたすまでに，がん細胞が全身をぐるぐる回っていて，その一部が肺に現れているのだと考えると，全身療法としての抗がん剤治療は第一に選択されると考えてよいでしょう．しかし，抗がん剤治療だけではがんが消えてしまうことは難しく，可能であれば手術での摘出（てきしゅつ）も考慮します．手術の適応は，患者さんの全身状態，転移巣（てんいそう）［→p53］の個数，転移が肺の一側性か両側性か，胸水の貯留の有無などに影響されます．放射線治療は，手術の適応条件と重なることも多く，患者さんの全身状態がよければ手術を選択する傾向にあります．

がん研有明病院 CANCER INSTITUTE HOSPITAL

肺以外に転移がなく手術での摘出が可能な場合でも，すぐには摘出は行わず，抗がん剤治療を2〜3コース行い，新たな転移巣が出現してこないことを確認したうえで，手術を行います．

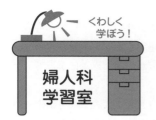

1. 子宮頸がんに対する抗がん剤治療

(1) 術後補助抗がん剤治療

対象：ⅠB1～ⅡB期

根治手術後に再発リスク因子を有する患者さんに行われます．術後補助療法は，放射線治療もしくは同時化学放射線療法（CCRT）が標準治療として行われていますが，術後放射線治療は下肢リンパ浮腫や腸閉塞の発生の頻度を高くするため，当院では抗がん剤治療（化学療法）を中心に行っています．

適応基準：①間質浸潤1/2以上，②腫瘍径4cm以上，③脈管侵襲，④子宮傍結合織浸潤，⑤リンパ節転移

①～⑤のいずれか1つを満たせば術後補助抗がん剤治療を行います．

	レジメ	投与量	サイクル数
扁平上皮がん	イリノテカン ネダプラチン （CPT-11/NDP）	イリノテカン：60mg/m² 1日目，8日目 ネダプラチン：80mg/m² 1日目 4週ごと	5コース
腺がん 腺扁平上皮がん	ドセタキセル カルボプラチン （DC療法）	ドセタキセル：60mg/m² カルボプラチン：AUC=6 3週ごと	6コース
小細胞がん 神経内分泌分化のある腫瘍	イリノテカン シスプラチン （CPT-11/CDDP）	イリノテカン：60mg/m² 1日目，8日目 シスプラチン：60mg/m² 1日目 4週ごと	6コース

(2) 術前抗がん剤治療（NAC）

対象：ⅠB2期，ⅡA2～ⅡB期

子宮頸がん

56 ●子宮頸がんに対する抗がん剤治療●

　腫瘍のサイズを縮小することにより，手術の行いやすい状態にし，抗がん剤治療による微小な転移病巣に対する直接的な効果も期待できます．予後を改善する効果に対する評価は定まっていませんが，腫瘍の広がりや大きさによっては術前抗がん剤治療が選択されます．

　組織型に応じて術後補助抗がん剤治療と同じレジメを使用．ただし NAC のサイクル数は 2 サイクル以内とします．また，術後抗がん剤治療併用の場合は，全部（NAC ＋術後）で 6 サイクルとします．

（3）同時化学放射線療法（CCRT）

対象：ⅠB2 期，ⅡA2 期，ⅡB 期，Ⅲ期，ⅣA 期

　最大腫瘍径が 4cm を超える大きながんや，がんが子宮頸部を越えて進展したがんの場合の放射線治療では，抗がん剤治療（化学療法）を同時併用した同時化学放射線療法（CCRT）が行われます．シスプラチン単剤またはパクリタキセル＋シスプラチン（TP 療法）のいずれかを選択しています．

レジメ*	投与量	サイクル数
パクリタキセル シスプラチン （TP 療法）	パクリタキセル：50mg/m^2 シスプラチン：30mg/m^2 毎週 1 回投与	5〜7 コース
シスプラチン単剤	シスプラチン：40mg/m^2 毎週 1 回投与	5 コース

＊腺がん系ではパクリタキセル＋シスプラチンを第一選択とします．

（4）ⅣB 期に対する抗がん剤治療

　当院の基本的治療方針は，

　① NAC を 2 サイクル先行させ CCRT（場合により手術）を行います．

　② NAC および CCRT のレジメは既述したレジメを使用します．

　③ CCRT（手術）後は NAC と同じレジメで，最大 4 サイクルの抗がん剤治療の追加を行います．

（5）再発子宮頸がんに対する抗がん剤治療

　「子宮頸癌治療ガイドライン」では，プラチナ系を中心とした単剤もしくは 2 剤併用療法が推奨されています[1]．当院では，CPT-11/NDP，TC 療法，DC 療法，シスプラチン単剤，イリノテカン単剤の中から選択しています．また分子標的薬のベバシズマブを併用する場合もあります．ただし，放射線治療後の再発投与では，腸管穿孔の頻度が高くなるため，慎重投与が必要となります．

Room 2

子宮体がん
相談室

Please
come in.

診断・検査 ▶ p58 〜 74
治療 ▶ p75 〜 90
再発 ▶ p91 〜 96

58　●診断・検査●

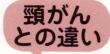

子宮体がんと診断されましたが，子宮頸がんとの違いは何ですか．

（40歳）

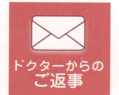

　子宮がんは子宮頸がんと子宮体がんの2種類があります．子宮は内側を覆う細胞の種類によって子宮体部，子宮頸部の2ヵ所に分かれます（下図）．子宮体がんは子宮体部の中にある子宮内膜から発生し，子宮内膜がんとも呼ばれます．

❖ 子宮の模式図

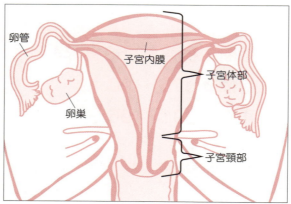

●診断・検査● 59

これまでに健診や人間ドックを定期的に受けてきました．子宮がんの検査も受けてきたのに子宮体がんと診断されました．子宮体がんをみつける検査が入っていなかったのでしょうか．

（54歳）

　子宮がんには子宮頸がんと子宮体がんの２種類があります［→ p58］．通常の婦人科検診では，子宮頸がん検診のみであることが多いです．
　子宮体がん検査は，不正出血がある場合や帯下（おりもの）［→ p43］に異常がある時，月経が不規則な場合などは検査を行うことが勧められていますが，通常の検診では行っていません．そのため，多くの施設では，患者さんからの問診で問題なければ子宮体がん検査すなわち子宮内膜検査を行っていません．

子宮体がん

60　●診断・検査●

がん検診を受けようと思いますが，子宮体がんの検査は痛いと聞いています．子宮体がんの検査はどうしても受けないといけないのでしょうか．

（40歳）

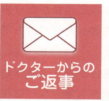

　子宮頸がん検診は20歳以上の年齢であれば2年に1回行うことが推奨されており，検診に補助があったり，クーポン券が発行されています．しかし，子宮体がん検診は症状がない場合や月経不順がない場合は行われません．子宮体がん検診は必ず受けなければならないものではないですが，子宮頸がん検診では子宮内の状態はわかりません．子宮頸がん検査と子宮体がん検査はまったく違うものです．子宮内に細い管を入れますので，やはりお腹の痛みや違和感が出ることがありますが，症状に合わせて必要であれば子宮体がん検査を受けていただくことをお勧めします．

　さらに閉経後は，月経周期により子宮内膜が毎月新しいものに入れ替わる，ということがなくなってしまうので，子宮体がんが発症する可能性が出てくる時期です．そのため，閉経後は子宮頸がん検診と同時に子宮体がん検診を受けることをお勧めしています．

がん研有明病院 CANCER INSTITUTE HOSPITAL

　当院の健診センターや婦人科外来では子宮頸がん検診と同時に必ず子宮体がん検診と超音波検査［→ p89］での卵巣・子宮検査を行っています．

●診断・検査● 61

そろそろ生理が終わるころだと思って，時々出血するのはあまり気にしていませんでした．子宮体がんの症状で出血があるといわれましたが，がんの症状とどうやったら見分けることができたのでしょうか．

（52歳）

子宮体がん

　子宮体がんの最も多い症状は不正出血や帯下（おりもの）［→p43］の異常です．月経以外に出血をするような場合，閉経前後に出血が多い場合，閉経後に出血がある場合，閉経後に黄色や褐色のおりものが多い場合は子宮体がんを疑って婦人科を受診することが必要です．特に閉経前後の出血については，このようなこともあると思い込んでしまい，検査を受けないで経過をみてしまう場合も多いため，自己判断せず受診をためらわないことも必要です．不正出血といってもどのようなものかわかりにくいかと思いますが，月経以外に出血する場合や，月経がだらだらと長く続く場合，少ない量の出血が時々みられるという場合です．不正出血は，子宮内でがん細胞が増え，それらの一部がはがれ落ちる時に症状が出ます．20代・30代の方でも月経が不規則な場合はエストロゲンの作用が長くなり子宮内膜がはがれ落ちないで長く子宮の中にとどまってしまい，内膜細胞に異常が出ることがありますので検査を受ける必要があります．

　子宮内膜で発症したがんが子宮以外の部位まで広がると腹痛や腰痛が出ることもあります．

　閉経前後は体調が大きく変化する時期です．不正出血や症状がなくても，婦人科のかかりつけ医をもち，定期的に婦人科で子宮・卵巣のチェックを受けることをお勧めします．

JCOPY 88002-874

子宮体がん

●診断・検査●

発症の原因

ご相談 5

今まではがんになるなんて考えてもいませんでした．がんにならないようにするにはどうしたらよかったのでしょうか．子宮体がんの予防方法はあったのでしょうか．仕事中心の生活で忙しかったのがいけなかったのでしょうか．（46歳）／子宮体がんと診断を受けました．これまでがんになるとは思っていませんでしたが何が原因だったのでしょうか．（50歳）

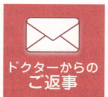
ドクターからのご返事

　子宮体がんは，生活の欧米化，食生活の変化，高齢化，未経産［→p43］の女性が多くなってきたことにより増加傾向にあります．現在わが国では毎年約6000人の女性が子宮体がんを発症しています．最近の特徴は，40歳以下で子宮体がんを発症する若年子宮体がんが急速に増えていることです．これは生活の変化に伴うものと考えられます．

　がんの発生にはいろいろな要素がかかわっており，何か一つが原因であるとは特定できませんが，子宮体がん発生の原因となる因子［危険因子（リスク因子）］があります．子宮体がんは2種類に分類されますが，原因の違いにより分かれています．

　タイプ1の子宮体がんは，エストロゲンが過剰になっていることによりがん細胞が増殖しているタイプです．タイプ2の子宮体がんは，エストロゲンに関係なくがん細胞が増殖するタイプです（次頁表）．

　タイプ1とタイプ2では原因はまったく異なります．

　タイプ1の子宮体がんはエストロゲンが通常よりも多くなるような状態の場合に発症しやすいです．この過剰なエストロゲンはunopposed estrogen（アンオポーズド エストロゲン）といわれています．卵巣から出る女性ホルモンであるエストロゲンに対抗するのはプロゲステロンです．この2つのホルモンがお互いにちょうどよい量で分泌され，バランスが整っている場合はお互いに過剰になることはないので，子宮体がんを発症することはあまりありません．

●診断・検査● *63*

❖ 子宮体がんのタイプ別特徴

	タイプ1	タイプ2
エストロゲンとの関係	あり	なし
肥満・糖尿病との関係	あり	なし
発症しやすい年齢	50歳台	高齢
肥満との関係	あり	なし
組織型	類内膜腺がんグレード1・2	類内膜腺がんグレード3 漿液性腺がん 明細胞腺がん がん肉腫
がんの悪性度	比較的おとなしい	やや顔つき*が悪い
子宮体がんの中の割合	85%	15%
遺伝子異常	*PTEN*, *K-ras*	*p53*
前がん病変	子宮内膜増殖症	なし 萎縮内膜（閉経後の正常内膜）から発生する

* p53 参照

　unopposed estrogen はなぜできるのでしょうか．原因には肥満，糖尿病といった生活習慣病（メタボリックシンドローム），卵巣機能異常などがあります．

　まず，肥満です．脂肪組織の中ではアロマターゼという酵素によりエストロゲンがたくさん作られることがわかっています．そのため肥満の場合，体内はエストロゲンが多い状態になっているため，子宮内膜が増殖しやすく子宮体がんの原因となります．

　次に糖尿病です．特に2型糖尿病では体内のインスリン濃度が上がっています．インスリン濃度が高いとエストロゲン濃度が相対的に上昇することなどが原因で子宮内膜が増殖し子宮体がんの原因となります．

　卵巣機能異常といわれるのは，月経はくるけれどもうまく排卵が起こっていない無排卵周期症という状態や多嚢胞性卵巣といわれる状態の卵巣である場合です．この場合排卵が起こっていないのでエストロゲンに拮抗するプロゲステロンがうまく分泌されていません．そのためエストロゲンが相対的に量の多い状態になるのです．

　その他のエストロゲンが過剰になる状態では不妊や未経産も原因の一つといわれています．妊娠している期間は内膜の状態を安定させるために常にプロゲステ

子宮体がん

64 ●診断・検査●

ロンが分泌されています．一方で妊娠をしない期間があると，そういった妊娠中の作用がないので，長期的にみると妊娠経験のある人よりもエストロゲンにさらされる期間が多くなるということです．1〜3回の出産歴があれば子宮体がんのリスクは68％減少，4回以上の出産歴があれば99％減少するということが報告されています．

ひと息 入れよう！　**休憩室**　ドクターズ コラム7

がん研有明病院 婦人科の女医さん

　　　　　　当院の婦人科は現在18名の先生で診療にあたっています．その中に女医は8名います．皆，男性医師よりも（？）タフでアクティブな先生ばかりです．最近の産婦人科は若い年代の約3分の2が女医となってきており，産婦人科では圧倒的に女医が担当になることが多いという時代がやってきます．そこで問題になってくるのが，"仕事と家庭の両立"です．女医が辞めると産婦人科崩壊につながるかもしれません．どんな職場でも同じですが，産婦人科でも女性が働きやすい環境作りが求められている，ということを思う日々です．

88002-874 JCOPY

●診断・検査● 65

月経以外に出血があったので婦人科を受診し子宮体がん検査を受けました．悪性ではなかったのですが，子宮内膜増殖症と診断されました．経過観察でよいと言われましたが，今後はどうしたらいいのでしょうか．

（35歳）

子宮体がん

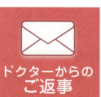

　子宮内膜増殖症とは，子宮内膜細胞が増えすぎた状態のことをいいます．子宮内膜が増える原因はエストロゲンの刺激を受けることにあります．<u>最も一般的な原因としては，排卵が規則正しく起こっていない場合やホルモン補充療法を受けている場合などが挙げられます</u>．

　子宮内膜増殖症は，内膜細胞の形がそろっている子宮内膜増殖症と，内膜細胞にばらつきがみられる子宮内膜異型増殖症の大きく2つに分かれます．

　子宮内膜増殖症が疑われる場合は，麻酔をかけて子宮内膜を全面けずる手術，すなわち子宮内膜全面掻爬術（しきゅうないまくぜんめんそうはじゅつ）を行います．異型のない子宮内膜増殖症であれば，その後定期検診を行うことや増殖症の原因となることを行わない，などの方法があります．子宮内膜異型増殖症の場合は，ばらつきがある細胞にがんがひそんでいる場合や，がんに変わる場合が8～29％あるといわれています．子宮を残すと再発するおそれや，がんが発症するおそれがあるので子宮摘出（てきしゅつ）を勧められる場合が多いです．

子宮体がん

●診断・検査●

子宮内膜増殖症と診断され，定期検査を受けていましたが，その後子宮内膜異型増殖症と診断され治療を受ける必要があると言われました．今後妊娠を希望しているのですが，子宮全摘が必要でしょうか．

（30歳）

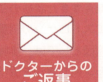

　子宮内膜異型増殖症は子宮体がんの前がん状態であるといわれています．そのため，子宮全摘出（ぜんてきしゅつ）を勧める場合が多いのですが，これから妊娠を希望されている場合など患者さんが子宮全摘出を望まない場合もあります．その場合は，子宮内膜を増やさないようにするホルモン療法を行うことができる場合もあります．子宮内膜細胞はエストロゲンの働きかけがあって増えますので，エストロゲンに拮抗するプロゲステロンというホルモン製剤を使って内膜細胞が増えないようにするのです．しかし，治療を永遠に続けるわけにはいかないので，プロゲステロン製剤をやめると，また再発してくる場合もあります．プロゲステロン製剤を使うことのできる期間は24週間で，この間に異型細胞が認められなくなった場合はすぐに妊娠できるように準備をする必要があります．再発する可能性も高いので，妊娠を強く希望していない場合は勧められない治療になります．

●診断・検査● 67

子宮筋腫 経過観察

ご相談 8

子宮筋腫があるので，定期検診を受けてきました．生理が終わったら子宮筋腫は小さくなるので治療しなくてもよいと言われました，大丈夫でしょうか．このまま経過をみていてもよいでしょうか．

（40歳）

子宮体がん

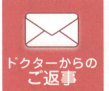

ドクターからのご返事

　子宮は平滑筋(へいかつきん)という筋肉でできています．筋肉内の一部で細胞が増えることによって塊ができます．これを子宮筋腫(しきゅうきんしゅ)といい，子宮筋腫は良性で気づかないうちにできていることも多いです．子宮筋腫は女性ホルモンの作用で大きくなります．そのため，閉経までの期間のうちに筋腫は大きくなっていくことも多いです．しかし，<u>閉経後は女性ホルモンの作用がなくなるので，子宮筋腫が大きくなることはなくなります．</u>そのため，閉経後は経過観察でよいと勧められます．子宮筋腫でも，大きいものや症状（月経量が多い，腰痛，頻尿など）がある場合は手術を行いますが，症状がなければ良性なので経過観察でよいのです．

JCOPY 88002-874

●診断・検査●

> 子宮筋腫があるので，定期検診を受けてきました．最近になり下腹部が張るようになり病院に行ったところ，子宮が大きくなっているので手術が必要といわれました．子宮筋腫ではなかったのでしょうか．
> （50歳）

　子宮筋腫（しきゅうきんしゅ）は良性ですが，これが悪性になった子宮肉腫（しきゅうにくしゅ）という場合もあります．
　非常にまれな病気ではありますが，肉腫の場合は筋腫よりも圧倒的に早いスピードでどんどん大きくなっていきます．子宮筋腫と言われていても，数ヵ月のうちに大きくなることもあります．その場合は，子宮肉腫が含まれているのではないか，と疑われます．
　さらにくわしい MRI 検査 [→ p89] を行って，子宮筋腫内をくわしくみることになります．症状がある場合や画像検査で肉腫の疑いがある場合は，手術を行うことが勧められます．

●診断・検査● 69

子宮筋腫で手術を受けたところ，子宮肉腫と診断されました．今後はどのような治療をするのでしょうか．（55歳）／最近下腹部が急に張ってくるようになったので心配になり婦人科に行きました．子宮が大きいのでMRI検査を受けました．MRI検査の結果に子宮肉腫の疑いがあり治療をすぐに始めると言われました．子宮肉腫とは何ですか．（40歳）

子宮体がん

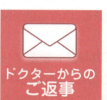

　子宮肉腫は，がん肉腫，平滑筋肉腫，子宮内膜間質肉腫が主なものです．病気の進み具合を表す進行期分類（ステージ）というものがあります．

　ステージⅠB以上の場合は，術後治療が勧められることが多いのですが，子宮平滑筋肉腫に対する術後治療の有用性についてはまだ議論されているところです．

　肉腫に対する術後治療は，多くは抗がん剤治療になります．抗がん剤にはさまざまな種類がありますが，子宮平滑筋肉腫に対する抗がん剤治療はドセタキセル・ゲムシタビン2剤併用療法が行われることが多いです．

●診断・検査●

CA125

ご相談 11

人間ドックで採血を受けたところCA125の数値が上がっていると言われ，婦人科で子宮がんの検査をしなさいと言われました．CA125値とは何なのでしょうか．

（60歳）

がん検診や人間ドックでは，腫瘍マーカーという項目が採血に入っていることがあります．

婦人科項目に入っていることの多いCA125も腫瘍マーカーの一つです．この腫瘍マーカーというのは，腫瘍が体内にあると血液中に増加する物質のことです．この物質は細胞から放出されるもので正常細胞からも作られているので，正常な体内でもある程度存在するものですが，腫瘍細胞から特に多く放出されるので腫瘍があると値が上昇します．測定するために「カットオフ値」というものが決められており，これが正常値と呼ばれるもので，この範囲内の数値であれば問題なく，正常値よりも高い値になってくると，腫瘍細胞が体内のどこかで増殖し始めているのではないかという指標となります．しかし，腫瘍細胞がなくても，その他の子宮内膜症や子宮筋腫など良性の病気でも上昇することがあったり，腫瘍細胞があっても値が上昇しない腫瘍もあります．そのため腫瘍マーカーというのは診断の補助的な役割でしかありませんので，検診では細胞検査や画像検査を受けることが大切です．

●診断・検査● 71

> 子宮体がんと診断されました．私の家族にもがんになった人がいますが，私の病気は遺伝なのでしょうか．子供もいるので同じ病気が遺伝するのではないかと心配です．
>
> （56歳）

　がんの発生にはいろいろな要素がかかわっており，何か一つが原因であるとは特定できませんが，子宮体がん発生の原因となる因子［危険因子（リスク因子）］があります．環境因子や遺伝因子といわれるものがあり，子宮体がんは生活の欧米化，食生活の変化，高齢化，未経産［→ p43］の女性が多くなってきたことにより増加傾向にあり，環境因子が多くの原因です．しかし，中には遺伝因子がある場合もあります．消化器がんや子宮体がんが多く発生する遺伝性非ポリポーシス大腸がん（hereditary non-polyposis colon cancer：HNPCC）はリンチ症候群ともいわれ，比較的若い年齢で大腸がんや子宮体がんを発症することが多いのが特徴です．

　当院を初診されたり，当院で治療を受けていただく場合は，家族歴を必ず問診させていただいています．子宮体がんや卵巣がんは遺伝因子がある場合があるので家族歴は非常に重要な問診項目になります．
　HNPCC が診断される場合は，「アムステルダムクライテリア」という臨床的な基準を満たしていると，当院遺伝外来で遺伝カウンセリングを受けていただき，遺伝子検査を行うかどうか十分に検討していく必要があります．

子宮体がん

●診断・検査●

子宮体がんと診断され，手術を受けることになりました．画像検査では転移はないと診断されましたが，リンパ節をとる手術も勧められています．リンパ節をとる手術を受ける必要はありますか．リンパ節転移はどうやって起こるのですか．

（55歳）

　子宮内膜にできた病気は，まず子宮内膜で増殖するので，子宮内膜が厚くなっているのがわかります．さらに病変が進むと，子宮内は腫瘍で大きく膨れ上がった状態になります．そして，子宮内膜から行き場を失った病変は，今度は子宮体部である子宮筋層の中に食い込むように広がります．子宮頸部の方向へはうように病変が広がっていくこともあります．子宮筋層の中には筋肉に入る細かい血管やリンパ管がたくさんあります．がん細胞は筋層に入り進んでいくと，今度は細かい血管やリンパ管の中に入っていきます．そして，リンパ管や血管を通して，子宮体部以外のところにがん細胞が流れていきます．一番多いのが，がん細胞はリンパ管の中に入っていく性質があるため，まず子宮からのリンパの流れやすい部分にあるリンパ節へがん細胞が入っていき，そのリンパ節の中でがん細胞が増殖します．これがリンパ節転移です．子宮からのリンパの流れやすい部分は，ももの付け根（鼠径）の内側から骨盤内，さらに腎臓の近くにある大動脈や大静脈の周り（骨盤リンパ節から傍大動脈リンパ節までをいいます）までであることがわかっています．

　がん細胞が流れ着き，増殖しつつあるリンパ節は正常よりも大きいリンパ節（腫大リンパ節）として画像に写るので，リンパ節転移があるかどうか術前に推定することができます．しかし，ごくわずかの腫瘍細胞であった場合は画像検査ではわからないこともあります．そのため，リンパ節転移がないということを確認するためにリンパ節をとることが勧められています．

●診断・検査● 73

ご相談 14

子宮体がんの手術を受けました．手術中の腹水細胞診が陽性と言われましたが，腹水細胞診とは何ですか．今後再発の危険が高くなりますか．

（60歳）

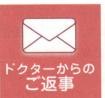

腹水というのはどんな人にもお腹の中に少したまっている液体のことです．腹水細胞診では，この腹水をとり，腹水内に含まれている細胞を顕微鏡で確認します．腹水中にがん細胞がみられる場合は，子宮内の腫瘍が卵管などを通ってお腹の中へこぼれ落ちてきていることになります．腹水細胞診が陽性であっても，あまりその後に影響しないということが世界的にもいわれていますが，術後治療を行うかどうか判断する際に参考にする検査として行われています．

子宮体がん

子宮体がん

●診断・検査●

> 生理が終わってずいぶんたつのに出血したので，すぐに病院に行きました．子宮体がんの疑いがあるといわれ，精密検査を受けることを勧められました．精密検査とは何をするのでしょうか．
>
> （60歳）

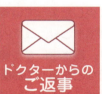

　不正出血や帯下（おりもの）[→ p43] の異常，月経異常がある場合，まず子宮内膜細胞診が行われます．子宮内膜細胞診と同時に超音波検査[→ p89]で子宮内膜の厚みを調べます．<u>子宮内膜細胞診は子宮内膜の表面をさっとこするだけの検査ですので，細胞が整っているか，それとも細胞の形が不ぞろいになっているかということはわかりますが，細胞が不ぞろいになっていてもそれだけではがんと診断することはできません．</u>

　そのため，細胞診よりもさらに詳しい検査として組織診という，子宮内膜を多めに採取して病理検査を行う検査が精密検査になります．この検査は外来で行われますが，子宮内膜を小さな器械で少しけずってくることによって，細胞が塊でとられてきます．そのため不ぞろいになった細胞を集団として顕微鏡でみることができます．不ぞろいな細胞が不規則な集団の形をとっている場合は，子宮体がんと診断されます．

　その他では，MRI や CT 検査[→ p89]といった画像検査も行われることが多いです．

● 治 療 ●

ホルモン療法

ご相談 16

子宮体がんと診断を受け，すぐに子宮摘出が必要と言われました．まだ結婚したばかりで子供がほしいので絶対に嫌です．子宮摘出は絶対に必要なのでしょうか．（28歳）／手術ではなくホルモン治療もあることを知りました．ホルモン治療で完全に治すことはできますか．（28歳）

子宮体がん

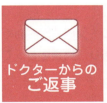

ドクターからのご返事

若年子宮体がんといわれる40歳以下の患者さんの場合，妊娠希望や子宮温存［→p43］を希望される場合もあります．若年体がんは増加傾向にありますし，不妊治療を行っている場合卵巣機能異常がある患者さんも多いため子宮体がんのリスクのある方も多いということになります．

若年体がんの患者さんのために手術せずに治療を行う方法も考えられてきました．

子宮内膜にできる子宮体がんは，エストロゲンの作用で増殖します．エストロゲンが過剰な状態の場合，若い方でも子宮体がんになる可能性は十分にあります．しかし，エストロゲンに拮抗するプロゲステロンを投与することでエストロゲンを抑え，子宮体がん細胞が増殖しないようにすることが可能ではないかとされています．このプロゲステロン（黄体ホルモン）を投与する治療はホルモン療法といわれ，高用量のプロゲステロン製剤を内服し治療をします．この療法は，副作用［→p108］が問題となることもあります．

ホルモン療法中は，血液が固まりやすくなりますので血栓塞栓症（けっせんそくせんしょう）というエコノミークラス症候群と同じ症状が出ることがあります．血管の中で血液が固まり血栓というものができ，血栓は血液中を流れていくと最終的に肺血管に詰まるので肺梗塞（はいこうそく）という状態になり，肺梗塞になったため急に胸痛が出て，突然息が止まってしまうという症状です．そのため，ホルモン療法を行う場合は血液をさらさらにしておく抗凝固薬を一緒に内服します．

● 治　療 ●

　血栓ができやすい体質であるような方（心筋梗塞や脳梗塞の既往がある場合）や，高血圧や極度の肥満がある方は，ホルモン療法を行うと血栓塞栓症の副作用が出る危険が高くなりますので，十分に注意する必要があります．

　そして，このホルモン療法は，誰にでも効果があるわけではありません．効果が出るといわれているのは，子宮体がんの中でも類内膜腺がんグレード１の場合や前がん病変である子宮内膜異型増殖症（るいないまくせん）の場合のみであることがわかっています．それ以外の種類の場合，ホルモン療法では治らないといってよいです．

　ホルモン療法はがん細胞をたたく治療ではなく，がんを一時的に増やさないようにする治療であるため，ホルモン療法が完全には効かずにがんが残ってしまう場合，ホルモン療法が効かずに治療中に病気が進行する場合や治療が終わるとまたがんが出てくる場合が半数以上の方にみられています．

　そのため，どうしても妊娠を希望する場合でない限り，ホルモン療法はお勧めできません．再発しやすさや治療中に病気が進行する場合もあり，覚悟をもって治療していただく必要があるということになります．

「婦人科の本でよく目にするけど……」

（ほぼ）

少し難しい言葉の１行解説

その３
症状 編

- **合併症**（がっぺいしょう）
  手術や検査などに関連して起こることのある病気や症状．
- **間欠**（かんけつ）
  一定の間隔をおいて，症状が出たり消えたりすること．
- **既往症**（きおうしょう）
  これまでにかかったことのある病気で，すでに治っているもの．
- **下血**（げけつ）
  血液が肛門から排出されること．「吐血（とけつ）」は口から出る場合を指す．

●治　療●

ご相談 17

子宮体がんの手術を受けることになりました．子宮と一緒に卵巣も摘出すると言われました．更年期になるのではないかと思い心配です．まだまだ仕事もしなくてはならないし子供の世話もあるので体調が変わると困ります．卵巣を残すことはできないのでしょうか．

（46歳）

子宮体がん

子宮体がんの卵巣への転移はⅠ期で5%前後，Ⅱ期で10%前後といわれています．卵巣転移の可能性があり一般的には子宮体がんでは卵巣摘出も勧められています．また子宮体がんと卵巣がんの発生が強く相関することが明らかとなっていることから，卵巣温存［→ p43］については初期がんである場合にのみ可能とされています．

子宮体がん

● 治 療 ●

手術の内容

ご相談 18

子宮体がんと診断を受け，治療を受けることになりましたが手術で子宮をとればそれでいいと思っていました．治療のお話を聞くとリンパ節をとることや抗がん剤についても必要といわれました．どのような治療になるのでしょうか．大きな手術や抗がん剤はこわいです．

（52歳）

ドクターからのご返事

子宮体がんの標準術式は準広汎子宮全摘出術，両側付属器切除術，骨盤リンパ節郭清術，傍大動脈リンパ節郭清術です．両側付属器とは，卵管・卵巣のことです．

子宮摘出の方法は開腹手術の中では主に単純子宮全摘出術，準広汎子宮全摘出術，広汎子宮全摘出術があります．子宮内にがんがある場合は，子宮の周りに余裕を持って切除する必要があります．そのため，子宮周囲をやや広めに，また腟壁も1cm程度切除するのが準広汎子宮全摘出術です．

リンパ節を摘出することを郭清術 [→ p108] といいます．子宮からのリンパが流れやすい範囲のリンパ節を郭清することになります．この郭清するリンパ節の部位は骨盤・傍大動脈リンパ節と呼ばれています．リンパ節というのは体のあらゆるところに存在しています．

体内には心臓から血液を送るために手先・足先といった細かいところまでたくさんの血管があり血液が流れています．同じようにリンパ管というリンパ液が流れる管も体内の隅々まであります．血液と異なるのは，重力に逆らって，足先・手先から体の中心に向かって流れていることです．子宮の中のリンパ液も子宮外に向かって流れ，重力に逆らって体の上のほうに向かって流れています．細かいリンパ管の途中でところどころにリンパ節というリンパの塊があります．がん細胞がリンパ管の中に入るとリンパ節に流れ着き，そこに一部のがん細胞が定着し，リンパ節転移として確認されます．全身のリンパ節を摘出することは不可能

●治　療●　79

ですが，子宮から流れていきやすいリンパ節はすべて摘出し検査する必要があります．摘出した子宮や卵巣・リンパ節などの病理結果によって，術後治療を受けることを勧められる場合もあります．

子宮体がん

ひと息 入れよう！　**休憩室**　ドクターズ コラム8

がん研有明病院 婦人科の薬剤師さん

　　　　当院婦人科の入院病棟は2つの病棟に分かれており，それぞれに専属の薬剤師がいます．薬剤師は，入院中の患者さんの治療内容を把握し，薬剤の投与，副作用の確認，患者さんが必要なお薬を正しく内服されているかどうかのチェックなどを行っています．入院した時は必ず患者さんと薬剤師との面談があり，今までに内服されてきたお薬の確認や抗がん剤であれば副作用が強くなっていないかなどの話をし，看護師や医師へ問題がないかどうか連絡がいくようになっているのです．婦人科では，薬剤師・看護師・医師が力を合わせて，患者さんの治療がスムーズに進むように努めています．

子宮体がん

リンパ浮腫

ご相談 19

子宮体がんの手術を受けました．手術後仕事に復帰したところ，足が腫れるようになりました．リンパ浮腫を心配しています．今後どうしたらいいですか．腫れない方法はないでしょうか．

（45歳）

ドクターからのご返事

子宮体がんの手術でリンパ節をとる手術を受けられている場合は，リンパ浮腫の可能性は20％あるといわれています．リンパ節をとると必ずリンパ浮腫になるわけではありません．

重力に逆らって，足先から上方へ流れているリンパ液は骨盤の中に流れていますが，この骨盤の中の流れがなくなってしまうため，特にもも付け根，太もも，ふくらはぎ，足の甲にリンパ液がたまってしまいます．術後，この流れに代わり，側副路という新しい流れが側腹部にたくさんできますので，これが発達してくると足からの流れはうまくいくことになります．この側副路には細くもろいリンパ管がたくさんできていますので，たとえば，正座をずっとしていたり，足を曲げて同じ姿勢でいると，流れが悪くなってしまうことがあります．これをきっかけに足が腫れやすくなることもあります．特に治療が終わって，お仕事に復帰されたりした場合，たくさん歩いたり，立ち仕事や椅子にずっと座ることが必要なこともあるかと思います．どうしても，お仕事中に足を休めたりすることが難しい方は弾性ストッキングを履いていただいたり，夜にはリンパマッサージを行って足を十分に休めるなど，リンパ液の流れを回復させる工夫が必要です．朝にはむくみが引いている場合はリンパ液の流れはうまくいっていますので，あまり心配はしなくてもよいですが，なかなかむくみが引かなくなってきたり，靴やズボンがきついことを感じる場合はリンパ液の流れが悪くなってきているので，リンパケアルームを受診したり，リンパマッサージを行っ

●治療● 81

たり，弾性ストッキングを履いたほうがよいです．足を休めることがなくむくみを放っておくと，さらに流れが悪くなって完全なリンパ浮腫になってしまい，時には流れが悪くうっ滞したリンパ管内に感染が起こり蜂窩織炎という炎症で足が真っ赤になる，高い熱が出る，痛みが出る，ということになる場合もあります．むくみが気になってきた場合はすぐに主治医に相談し，リンパケアについて教えてもらうようにしましょう．リンパ浮腫の治療としてリンパ管吻合（リンパ管と血管をつなぐ手術）を行う場合もあります．

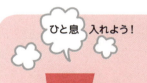

リンパケアルーム（自費診療でリンパ浮腫の専門知識を持つ看護師が担当）でのリンパケア・リンパマッサージの指導，弾性ストッキングの指導，下肢水分量の測定などを行っています．その他，リンパ管吻合術については形成外科が担当しています．

子宮体がん

ひと息 入れよう！　**休憩室**　ドクターズコラム9

がん研有明病院の画像検査

病気の状態を知るために，画像検査を受けてもらうことが多くあります．
　画像検査にはX線・CT・MRI・PET-CT・超音波などの種類がありますが，当院ではそれぞれについて画像を読影する（画像にうつった病気の形・数・広がりなどをみる）放射線画像診断部の先生がいます．当院の画像診断部の先生は，がんをよくみてこられた先生方なので，病状を非常にくわしく婦人科医へレポートしてくれます．これはがん治療専門病院の大きなメリットです．さらに，婦人科と画像診断部の医師で毎週画像検査のカンファレンスを行って，これから治療を行う患者さんの病状について皆で情報を共有しています．

子宮体がん

●治　療●

手術を受けることになりましたが，腹腔鏡で子宮体がんの治療をすることはできないですか．手術の傷が大きく残るのはいやです．

（40歳）

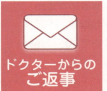

　手術による体への負担を減らすために子宮体がんでも腹腔鏡手術[→p108]が取り入れられるようになってきています．特に初期子宮体がんの場合は開腹手術と腹腔鏡手術を比較すると，予後に変わりはなく，合併症[→p76]は少ないということが報告されてきています．初期がん以外ではまだエビデンス[→p108]がなく，開腹手術と同じ治療成績が得られるかどうか検討されているところです．主治医の先生と十分に相談されることをお勧めします．

● 治　療 ●

術後
追加治療

ご相談
21

子宮体がんの手術が終わりました．結果をみて抗がん剤治療をすると言われました．悪い部分はすべてとってもらったのに，抗がん剤治療をする場合としない場合があるのですか．私の場合抗がん剤治療をしなければ今後どうなるのですか．

（55歳）

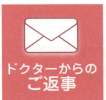

ドクターからの
ご返事

　病理結果によって，術後追加治療を受けることを勧められる場合もあります．手術で悪い部分は見た目にはすべて摘出されていても，顕微鏡でみて病気の広がりがあった場合はごくわずかながん細胞が体内に残っていることが予想されます．そのようなごくわずかながん細胞が残ると，数年たって病気が再発という形で目にみえて大きくなってくるのです．再発すると，病気の治癒は望めなくなるので，初回治療で徹底的にがん細胞をたたいておく必要があります．

　では，病理結果でどのような結果が出たら術後追加治療を行ったほうがよいのでしょうか．行ったほうがよいと判断するために，再発リスク因子というものが明らかになっています．再発リスク因子を決定するためには病理検査が必要ですが，重要なポイントは

　①子宮にとどまっているか，子宮外に広がっているか
　②がんの種類である組織型は何か
　③腹水の中にがん細胞があるかどうか
　④リンパ管や血管にがんが入り込んでいるか

といったことです．これらの状態をみてリスク因子を分類しています．再発リスク因子は低リスク，中リスク，高リスクと３段階に分けられます[2]．

　1 低リスク因子：この場合は病気が体内に残っていることはほぼないので術後追加治療は行わなくてよいとされています．

子宮体がん

子宮体がん

●治 療●

①類内膜腺がんグレード1もしくはグレード2でステージIAである場合

②子宮頸部にがんは広がっていない

③子宮筋層のリンパ管や血管にがんは入っていない

④腹水細胞診が陰性の場合

⑤リンパ節転移や遠隔転移がない場合

2 中リスク因子：この場合は術後追加治療を勧められることは多いですが，術後追加治療を行っていない施設もあります．

①類内膜腺がんグレード3でステージ1Aである場合

②類内膜腺がん（グレード1，2，3）でステージ1Bである場合

③子宮頸部にがんが広がっている場合

④子宮筋層のリンパ管や血管にがんが入っている場合

⑤腹水細胞診が陽性の場合

⑥漿液性腺がん，明細胞腺がん，未分化がんといった組織型である場合

3 高リスク因子：この場合は必ず術後追加治療を行う必要があります．

①子宮外へ病変が広がっている場合

②リンパ節転移がある場合

術後追加治療は，世界的には手術を行った部位への放射線療法が行われています．しかし，わが国では術後抗がん剤治療を行っていることが多いです．

当院の場合 がん研有明病院 CANCER INSTITUTE HOSPITAL

中リスク因子が複数ある場合や腫瘍が大きい場合，高リスク因子のある場合は，術後抗がん剤治療を行っています．

●治　療●

> 子宮体がんの手術で卵巣摘出も行いました．術後から汗がたくさん出て更年期の症状のようです．何とか症状をとりたいのですが，どうしたらいいのでしょうか．
>
> （46歳）

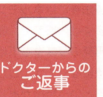

　更年期症状［→ p43］は卵巣摘出後に体内の女性ホルモン値が急激に低下することにより発症します．卵巣摘出後に全員が更年期症状を発症するわけではありませんが，患者さんによっては発汗やのぼせなどの症状が強く出る場合もあります．症状に合わせて，漢方薬や自律神経を整える内服治療を行う場合もあります．さらにつらい症状と感じられる場合は，ホルモン補充療法を行うことがあります．子宮体がん治療後のホルモン補充療法については，早期子宮体がんの術後は再発のリスクは上がらないという臨床試験結果が発表されており，行ってもよいと考えられます．

がん研有明病院　CANCER INSTITUTE HOSPITAL

　更年期症状がつらい場合は，早期がんの患者さんであればホルモン補充療法を行っています．その他には漢方治療も行っています．

●治療

子宮体がん

ご相談 23

乳がんの治療を受けました．ホルモン治療が始まったところ婦人科検診も受けるようにと言われています．乳がんと婦人科につながりがあるのでしょうか．

（38歳）

ドクターからのご返事

乳がんの手術や抗がん剤治療・放射線療法後にはホルモン療法が数年間行われることがあります．多くは内服薬で，卵巣から出る女性ホルモンを抑制し乳がん再発のリスクを下げることが明らかであり，とても大切な治療になります．しかし，子宮内膜に女性ホルモンが作用をするという特徴があります．そのため，子宮内の病変である，子宮内膜ポリープ，子宮内膜増殖症，子宮体がんという病変が認められることがまれにあります．また，子宮だけでなく，卵巣に水がたまった袋（囊腫）ができることがあります．そのため，乳がん治療後ホルモン療法中は子宮体がん検査や，卵巣は超音波検査 [→ p89] で検査していくことが勧められます．

当院の場合

がん研有明病院　CANCER INSTITUTE HOSPITAL

乳がん治療を行っている患者さんは半年から1年ごとに婦人科検診を受けていただいていることが多いです．

●治　療● 87

子宮体がんと診断されました．手術は受けたくないと思っています．放射線や抗がん剤で治すことはできないのでしょうか．

（60歳）

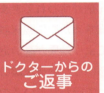

　閉経後に子宮体がんと診断された場合，多くの患者さんは手術を勧められます．やはり腫瘍の発生源である子宮は摘出することが勧められます．特に早期がんであれば手術に勝る根治性［→p108］の高い治療はないといえます．子宮体がんは多くが腺がんであるので，放射線感受性はあまり高くありません．既往症［→p76］や持病により手術ができない場合には放射線治療が行われることもありますが，放射線治療のみの治療はエビデンス［→p108］がなく手術と比較するのは難しいです．

がん研有明病院
CANCER INSTITUTE HOSPITAL

やはり手術をお勧めしています．ご高齢の場合や合併症［→p76］がある患者さんでは抗がん剤治療や放射線治療を行うこともあります．

子宮体がん

●治 療●

子宮体がんの抗がん剤治療を調べてみました．標準治療はAP療法と聞いています．私はTC療法という抗がん剤治療を受けてきました．他の病院で治療した人はDP療法を受けたと言っています．標準治療を受けなくてもいいのでしょうか．いろいろな抗がん剤治療があるのはなぜですか．

（66歳）

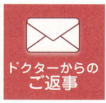

　子宮体がんの治療ではさまざまな抗がん剤が使われてきました．抗がん剤が有効であるかどうか確認するために臨床試験が世界中で行われていて，子宮体がんにより効果が高い治療がないかと常に研究されています．こういった臨床試験の結果，現在の治療が実際に患者さんに対して行われているのです．

　抗がん剤は1種類だけ使うのではなく有効な抗がん剤を2種類選んで組み合わせて使ったほうが効果は高くなることがわかっています．子宮体がんで有効な治療としては2剤を組み合わせる多剤治療が行われることが多いです．現在の世界標準治療はAP療法という，アドリアマイシンとシスプラチンという2種類の抗がん剤を組み合わせた治療です．わが国では，子宮体がんに対する抗がん剤治療の研究が世界に先駆けて行われています．その結果，AP療法だけでなく，DP（ドセタキセル・シスプラチン）療法，TC（パクリタキセル・カルボプラチン）療法，DC（ドセタキセル・カルボプラチン）療法というような多剤治療がいずれも有効であることが明らかになったので，施設ごとや患者さんの状態に合わせていずれかの多剤治療が行われています．

　抗がん剤には副作用［→ p108］があり，それぞれの抗がん剤の特徴として副作用はまったく違います．そのため，副作用が強く出る場合はその他の組み合わせの多剤治療に変更する場合もあります．

（次頁に続く）

●治　療● 89

当院の場合

現在 DP 療法を取り入れていますが，副作用が起こらないように副作用を抑える薬剤を併用して，患者さんがつらくならないように工夫しています．

子宮体がん

「婦人科の本でよく目にするけど……」
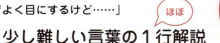 ほぼ
少し難しい言葉の1行解説
その4 検査編

- **X線検査**（えっくすせんけんさ）
  （本書では）いわゆる「レントゲン検査」のこと．
- **MRI 検査**（えむあーるあいけんさ）
  身体に外部から磁場をかけて，身体の内部の断面を撮影する検査＊．
- **CT 検査**（しーてぃーけんさ）
  身体に X 線（放射線の一種）をあてて，身体の内部の断面を撮影する検査＊．
  ＊ ドクターズ補足：CT 検査も MRI 検査も，造影剤を静脈内に注入して画像を撮影することにより，がんが造影剤に染まる性質を利用して，がんの原発巣・転移巣と周囲臓器との関係をより正確に知ることができます．
- **超音波検査**（ちょうおんぱけんさ）
  人が音として聞き取れない，高い周波数の音波を用いて体の内部を観察する検査．
- **PET-CT 検査**（ぺっと・しーてぃーけんさ）
  がん細胞が糖分を多量に吸収して消費するという性質を利用して，全身におけるがんの転移部位を調べることができる検査．

子宮体がん

●治療●

抗がん剤
点滴回数

ご相談
26

子宮体がんで抗がん剤治療を受けています．抗がん剤治療は手術後6回点滴で受けると聞きました．がんばろうと思いますが，6回も受けないといけないのでしょうか．1回ではだめですか．

（50歳）

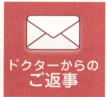
ドクターからの
ご返事

　子宮体がんで行われる抗がん剤はすべて点滴治療で行います．抗がん剤は，細胞をたたく治療です．抗がん剤は点滴で体内に入り，全身の血液中をめぐっていきますので，がん細胞だけでなく正常な細胞にもある程度ダメージが出てしまいます．

　このダメージは副作用［→p108］として症状が出ることがあります．副作用の出方は個人差が大きく，強い症状が出る人もいれば，あまり症状が出ない人もいます．副作用がどのぐらい出るかは，抗がん剤を投与してみないとわからないのです．抗がん剤治療は1回だけでなく，通常は6回行います．この6回という回数は，世界で行われた臨床試験の結果得られた回数で，多くの患者さんが重篤な合併症［→p76］なく行うことのできる回数ということで決められています．子宮体がんの場合は通常3〜4週間に1回の治療を6回行うので，治療期間は6ヵ月程度必要です．

●再　発●　91

子宮体がんで手術と抗がん剤治療を行いました．手術ではリンパ節も摘出しました．リンパ節に再発していると言われましたが，また手術でとることはできないのでしょうか．抗がん剤治療を受けるように言われましたが，副作用がきつかったのでその他の治療方法はないのでしょうか．

（65歳）

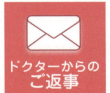

　<u>再発の治療は，再発した場所と数が重要な点になります．</u>
　まず，手術をしたことのある場所は，特に子宮体がんでは骨盤内や傍大動脈リンパ節郭清［→ p108］を行った部位である場合，組織が変性し硬くなっていたり，癒着が起こっていることが多く，もう一度手術するには腸管や大血管・神経を傷つける可能性が高かったり，術後合併症［→ p76］が起こる危険があるため手術は第一選択にはならないのです．
　手術を行っていない場所でも，複数個の再発がある場合は手術ですべて取り切ることは難しく，やはり手術は第一選択にはなりません．
　再発した場所が1ヵ所であっても，多くの場合はそれ以外の部位にがん細胞が広がっていることが予想されるので，再発した場合は抗がん剤治療で全身治療を行うことが勧められます．抗がん剤治療を行って，1ヵ所であった病変部位が小さくなった場合や複数個あったものが1ヵ所だけ残った，という場合は手術で摘出する，という方法が選択肢として挙がってきます．その場合でも，手術を行った部位のリンパ節を再度手術，というのは足に向かう血管や神経を傷つける可能性があるため，残った部位に放射線治療を行う，ということもあります．再発腫瘍で手術を行う患者さんは非常に少なく，多くの場合は抗がん剤治療で病変が消失することを経験します．抗がん剤治療の副作用［→ p108］が強かったことを経験されている患者さんであれば，また抗がん剤治療，というのはとても大変なことと思いますが，抗がん剤治療の内容を変えたり，副作用対策を十分に行う

92 ●再　発●

ことで乗り切っていただける場合もあります．それでもご心配な場合は，放射線治療をまず行うことや，ホルモン治療が合う腫瘍かどうか調べてみることもよい方法と思います．

がん研有明病院

再発した場合の治療はまず抗がん剤治療を2回行い，効果が得られていれば抗がん剤治療を継続して行います．前回手術を行っていない部位では抗がん剤治療2回後に手術を行うこともあります．

ひと息 入れよう！　休憩室

ドクターズコラム10

がん研有明病院のキャンサーボード

患者さんの治療が始まる時，婦人科全体で治療方法を決定するために治療会議（キャンサーボード）が週1回行われています．これは婦人科だけではなく，他の診療科でも行われています．患者さんにとってベストな治療方法は何か，婦人科・放射線科・化学療法科で考えて治療を行っているのです．担当医からは，患者さんの病状の他に，患者さんが望んでいることも皆に伝えられます．病状だけでなく，患者さんの環境も考慮した治療方法を提示できるよう努めています．

肺に転移

ご相談 28

子宮体がんの再発で治療を受けてきました．肺に腫瘍があり抗がん剤を受けてきましたが，手術は可能でしょうか．抗がん剤はいつまで続けるのでしょうか．

（55歳）

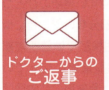
ドクターからのご返事

肺転移の場合も再発した数が重要になります．1つのみであれば，胸腔鏡下切除も適応になります．複数ある場合であれば，やはり抗がん剤治療が行われることが多いです．高分化型類内膜腺がんやホルモン受容体が陽性の腫瘍であればホルモン療法に20～30％の効果が認められることがわかっています．抗がん剤治療をいつまで続けるのかという点は効果によります．早い段階で再発腫瘍が小さくなってきた場合は通常6回で抗がん剤治療は終了しますが，ゆっくりと小さくなってくる場合はそれ以上の回数が必要なこともあります．再発の場合，抗がん剤治療の回数に規定はありません．患者さんの状態や腫瘍にどのぐらい効果があるか，といったことを総合的に考えながら治療を行います．

子宮体がん

●再　発●

ご相談 29

子宮体がんの治療を受けた後に，定期検診で経過をみていたところ，細胞診で異常が出ました．今後の治療はどうなりますか．

（66歳）

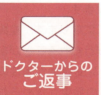

ドクターからのご返事

子宮全摘出術後，子宮体がんで再発しやすい場所のひとつは腟になります．子宮とつながっていた部分なので，特に慎重に診察していく部分になります．定期検診では腟断端部（子宮と切り離した部分のことで，縫合し盲端になっている）の細胞診を採取していきます．また，断端部の体内側は超音波検査［→ p89］で何もないことを確認します．この部分の細胞診で異常が指摘された場合の多くは腟断端再発です．腟断端部だけの再発であれば，放射線療法が行われます．再発が非常に小さい場合は放射線治療のみで治癒することが多いですが，大きい場合は放射線療法と抗がん剤治療を組み合わせることもあります．

●再　発● 95

術後検診間隔

ご相談 30

子宮体がんⅢ期の治療後に定期検診を受けてきました．手術後検査を受けるたびに心配ですが，いまのところ大丈夫と言われています．2年たちましたが今後どのぐらい検診を続けたらいいのでしょうか．再発する可能性はどのぐらいありますか．

（54歳）

子宮体がん

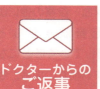

ドクターからのご返事

　子宮体がんの場合，再発が確認されやすい時期としては2年以内が半数以上，3年以内が4分の3以上です．初回治療が終わって最初の2年間は2～4ヵ月ごと，5年までは4～6ヵ月ごと，5年以上経過されていれば1～2年ごとに検診を受けていただき，再発がないことを確認し，なるべく長く通っていただいたほうがよいと考えています．

ひと息 入れよう！　休憩室

ドクターズコラム 11

がん研有明病院からの景色

　がん研有明病院への交通手段のひとつに"ゆりかもめ"があります．ゆりかもめからの景色は豊洲方向から来ると，スカイツリー・東京タワー・富士山がよくみえます．特に冬の寒い朝は空気が澄んでいて，雪の積もった美しい富士山をみることができます．地方から東京にやってきたばかりのころは，ゆりかもめでの通勤が，「東京に来たんだなあ……」と実感する時間でもありました．がん研有明病院の中からも富士山がみえますが，反対側にはアクアラインも！婦人科病棟は高層階のため，入院中の方にはすばらしい景色を楽しんでいただけています．

子宮体がん

●再　発●

> 子宮体がんの治療後に定期検診を受けています．時々画像検査を受けることを勧められていますが，放射線を浴びるのが心配です．画像検査は必ず受けなければならないのでしょうか．
>
> （40歳）

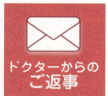

　無事に治療が終わった後は定期検診で採血・診察の他に画像検査（X線，CT，PET-CT，MRI，超音波検査など [→ p89]）を行って再発がないことを確認していくことになります．画像検査の中でも放射線を使用する検査の場合，検査での被ばくによる発がんや体の障害を心配している方もいらっしゃると思います．影響を与える放射線量は臓器ごとに閾値 [→ p108] という値があります．通常の検査で用いる放射線量はこの閾値よりもはるかに少ない量です．短期間にCT検査を数回受けられても影響が蓄積するわけではなく，障害の発生につながることはありません．X線検査程度のX線量では影響が現れることなく回復するとされています．影響を心配されるよりも定期的に検査を受けていただき，再発を早期発見されることのほうがはるかに有益であると考えられます．

がん研有明病院 CANCER INSTITUTE HOSPITAL

　定期検診中は，半年から1年ごとに画像検査を行っています．患者さんの病状によって検査の内容は変わりますが，画像検査を定期的に行うことをお勧めしています．

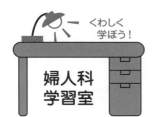

2. 子宮体がんに対する抗がん剤治療

(1) 術後補助抗がん剤治療

対象：根治手術後に再発リスク因子を有する患者さんに行われます．

適応基準：ⅠA期：①類内膜がんG3，②非類内膜がん，③腫瘍径3cm以上，④脈管侵襲陽性

①〜④のいずれか1つを満たせば術後補助抗がん剤治療を行います．

ⅠC〜ⅢC期は全症例が対象となります．

(a) 当科での第一選択レジメ

	レジメ	投与量	サイクル数
腺がん	ドセタキセル シスプラチン (DP療法)	ドセタキセル：70mg/m^2 シスプラチン：60mg/m^2 4週ごと	6コース
がん肉腫	DP療法	上記と同一	6コース
内膜間質肉腫	イホスファミド エピルビシン シスプラチン (IEP療法)	イホスファミド：1g 1〜4日目 エピルビシン：50mg/m^2 5日目 シスプラチン：15mg/m^2 1〜5日目 4週ごと	6コース
平滑筋肉腫	ドセタキセル ゲムシタビン (DG療法)	ドセタキセル：70mg/m^2 8日目 ゲムシタビン：800mg/m^2 1日目，8日目 3週ごと	6コース

子宮体がん

98 　●子宮体がんに対する抗がん剤治療●

（b）上記以外のレジメ

	レジメ	投与量	サイクル数
腺がん	パクリタキセル カルボプラチン （TC 療法）	パクリタキセル：175mg/m^2 カルボプラチン：AUC=6 3 週ごと	6 コース
	アドリアマイシン シスプラチン （AP 療法）	アドリアマイシン：60mg/m^2 シスプラチン：50mg/m^2 4 週ごと	6 コース
がん肉腫	TC 療法	上記と同一	6 コース
内膜間質肉腫	DG 療法	上記と同一	6 コース
平滑筋肉腫	IEP 療法	上記と同一	6 コース

（2）手術不能症例に対する抗がん剤治療

対象 ：Ⅲ～Ⅳ期

　当院の基本的治療方針は，下記の通りです．

　①NAC を 2 ～ 3 サイクル施行し，手術可能例には子宮全摘出術を含む内性器全摘出術を行います．

　②術後は術前抗がん剤治療と同じレジメを使用します．

（3）再発子宮体がんに対する抗がん剤治療

	レジメ
腺がん	点滴：DP 療法，AP 療法，TC 療法 内服：酢酸メドロキシプロゲステロン（MPA）*
がん肉腫	DP 療法，AP 療法，TC 療法，DG 療法
内膜間質肉腫	点滴：IEP 療法 内服：酢酸メドロキシプロゲステロン（MPA）*
平滑筋肉腫	点滴：DG 療法，IEP 療法 内服：パゾパニブ

＊ MPA は 400mg/day を原則ですが，血栓症が懸念される場合は 200mg/day とします．
　血栓予防にバイアスピリンも原則併用とします．

Room 3

卵巣がん
相談室

Please
come in.

診断・検査▶p100 〜 105
治療▶p106 〜 121
再発▶p122 〜 128

卵巣がん

● 診断・検査 ●

ご相談 1

お腹が張るので近くの内科医院に行ったら，お腹の中に水がたまっていて下腹部に腫瘤があり，卵巣がんの可能性が高いのですぐに大きな病院に行くように言われました．毎年，子宮がん検診を受けていましたが，いきなりこんなことってあるのでしょうか．

（58歳）

ドクターからのご返事

残念ながら現在のところ，卵巣がんには有用な検診方法が確立されていません．また，卵巣がんは初期の段階ではほとんど症状を自覚することがありません．子宮がん検診の際に超音波検査［→ p89］で偶然に卵巣がんが発見されることもありますが，まれです．あなたのように，違和感を覚えて病院を受診した時には，すでに腹膜播種やリンパ節転移をきたした進行卵巣がんになっている場合が少なくありません．腹膜播種とは，卵巣がんから種をまくようにがん細胞が腹腔内に散らばり，腹腔内の臓器や腹壁を覆っている腹膜にがんが広がっていく転移形式をいいます．

お腹が張る，トイレが近い（排尿が頻回）などの症状があった場合は，早めに近くの婦人科を受診し，卵巣がんが疑われた場合はすぐに卵巣がんの診断・治療を行っている病院を紹介してもらいましょう．

ドクターズ補足：卵管がん・腹膜がんについて

卵管がん・腹膜がん（「原発不明がん」ともいいます）は，卵巣がんの仲間として，ひとまとめに取り扱われています．卵管がん・腹膜がんにかかる女性が増えてきているという報告もあり，卵巣がんと，卵管がん・腹膜がんは分けて考えるべきとの意見も婦人科腫瘍医の中にはありますが，実際の診療の場においては，診断方法や，手術・抗がん剤治療などの治療方法も，卵巣がんに準じて同様に行われています．

この本においても，「卵巣がん・卵管がん・腹膜がん」という記載にはせずに，「卵巣がん」とひとまとめにしてあります．

●診断・検査●

私の祖母も母も，卵巣がんにかかり治療を受けています．また，叔母は乳がんで治療を受けました．私も40歳の時に左乳がんで手術を受け，その後にホルモン療法を受けています．子宮がん検診を毎年受けていますが，卵巣がんが心配でなりません．今後，どうしたらよいでしょうか．

（45歳）

　卵巣がんの 10 〜 15％ は，遺伝的な要因がかかわって発症すると考えられています．もっと高い確率である可能性もあります．家族や近親者に卵巣がんや乳がんにかかった方がいると，遺伝性卵巣がんの危険性があるかもしれません．*BRCA1*・*BRCA2* という卵巣がん・乳がんを抑制する遺伝子に変異があると，卵巣がんや乳がんになりやすいことがわかっています．これを遺伝性乳がん・卵巣がん症候群といい，*BRCA1*・*BRCA2* 遺伝子に変異があると 8 〜 60％ の確率で卵巣がんになると報告されています．もちろん *BRCA1*・*BRCA2* に変異があると必ず卵巣がんになるわけではありませんが，一般女性の卵巣がんにかかる確率（1％ 程度）と比べると，かなり高い確率といえます．*BRCA1* 遺伝子または *BRCA2* 遺伝子に変異がある遺伝性乳がん・卵巣がん症候群の卵巣がん患者さんでは，オラパリブなどの PARP 阻害剤を治療薬として使うことで予後を延長できることがわかってきています．

（次頁に続く）

卵巣がん

●診断・検査●

当院の場合 がん研有明病院 CANCER INSTITUTE HOSPITAL

当院には，遺伝子診療部という遺伝性のがんや遺伝子検査に関する相談の窓口があります．卵巣がん患者さんや血縁者の方々に遺伝性がんについて情報提供を行い，遺伝カウンセリングを行っています．遺伝子検査を行い卵巣がんになりやすいと診断された場合は，婦人科で長期の経過観察を行っています．

また，当院婦人科ではBRCA1・BRCA2遺伝子に変異のある方を対象に，生涯の卵巣がん・卵管がんの発症リスクを減らす目的で予防的卵巣・卵管摘出術を行っています．

❖ 卵巣がんの進行期

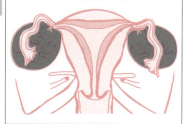

I期 ▶がんが片側または両側の卵巣に限局

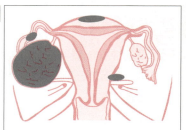

II期 ▶がんが子宮、卵管、直腸、膀胱など骨盤内に進展

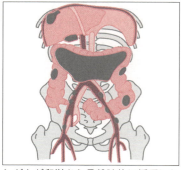

III期 ▶がんが卵巣から骨盤腔外に播種したり、傍大動脈・骨盤リンパ節へ転移

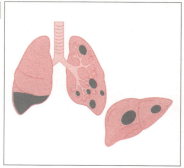

IV期 ▶がんが卵巣から肺や肝臓などの遠隔臓器へ転移

●診断・検査● 103

最近，便秘がちなので，近くの病院に行ったら，お腹の下のほうに腫瘍があり卵巣がんの可能性があると言われました．どんな検査を受けるのでしょうか．
（43歳）

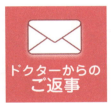

あなたのように，便秘がちであることやお腹の張り感などが気になって，内科などの医療機関を受診したところ，卵巣がん（を疑われる所見）を指摘される方がいます．このような場合，<u>必ず婦人科がんを専門にしている婦人科腫瘍専門医のいる医療機関を受診しましょう</u>．

卵巣がん

がん研有明病院
CANCER INSTITUTE HOSPITAL

卵巣がんの可能性ありと診断した場合，以下のような検査を行っています．

❶ 問診：どのような症状があるか，最近の月経状況（最後の月経開始日，月経間隔，月経の持続日数など）や妊娠・出産歴などをお聞きします．また，家族や親戚に卵巣がんや乳がんにかかった方がいるかについて質問します．

❷ 視診・触診：お腹を目でみて，手で卵巣腫瘍や子宮のようすを検査します．卵巣腫瘍が触診でわかる場合があります．

❸ 子宮体部細胞診：子宮腔内にがん細胞が検出される場合があります．

❹ 経腹・経腟 超音波検査 [→ p89]：超音波を発する機器をお腹の上から当て，または腟内に挿入し，卵巣腫瘍のようすを観察します．

❺ 血液検査：CA125 などの腫瘍マーカーを測定し，卵巣腫瘍が良性なのか悪性なのか判別するのに参考にします．

❻ MRI 検査・CT 検査 [→ p89]：骨盤部 MRI 検査は，卵巣腫瘍の良悪性を判別するのに，また，大腸や膀胱など周囲臓器への腫瘍の浸潤の有無を診断す

104 　●診断・検査●

るのに有用です．胸部・腹部 CT 検査は，肺や肝臓，リンパ節などへのがんの
転移を診断するのに役立ちます．

ひと息　入れよう！　　**休憩室**　　ドクターズ
コラム 12

日本各地からの
患者さん

　　　　がん研有明病院婦人科には，北海道・東北・北陸・関西・
四国・九州と日本の各地から患者さんが来られます．病棟でも，手術を受けられた
り，抗がん剤治療を受けられたりしている患者さんたちの東北弁・東京弁・関西
弁・九州弁などが飛び交っています．私の受け持ちの患者さんには，進行卵巣がん
にかかって，手術で腸管を一緒に切除されている方が多く，術後の食事や栄養の管
理に気をつける必要があるせいか，病棟を回診すると患者さんと食べ物の話になる
ことがよくあります．「納豆を食べたい」と言われる北関東の方もいれば，「納豆
なんてとんでもない」と言われる関西の方（でも，甘納豆を持ち込んで，毎食欠か
さず食べるのはどうして？）もいて，日本の広さを感じます．

●診断・検査●

卵巣のチョコレート嚢腫と診断され，近くの婦人科を半年ごとに受診しています．チョコレート嚢腫は卵巣がんになる危険性が高いというのは本当でしょうか．手術でとってしまったほうがよいでしょうか．

（41歳）

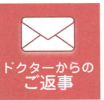

卵巣にできた子宮内膜症性の嚢腫（古い血液が内容液としてたまってできた袋状の腫瘤）をチョコレート嚢腫といいます．月経痛や慢性の骨盤痛を引き起こしたり，不妊症の原因になることがあるので，腹腔鏡手術［→ p108］にて卵巣チョコレート嚢腫の摘出を行うなどの外科的治療が必要になることがよくあります．卵巣がんの組織型（顕微鏡でみる，病理組織検査による分類）のうち，明細胞腺がんや類内膜腺がんではチョコレート嚢腫を伴う場合がしばしばみられます．

チョコレート嚢腫と診断され，近くのクリニックで定期的に超音波検査［→ p89］などを受けていた方が，チョコレート嚢腫が大きくなり，袋の中に充実部と呼ばれる結節状のしこりが認められるようになり，当院に紹介される患者さんが増えています．そして手術を行うと卵巣がんと診断されることが少なくありません．チョコレート嚢腫の大きさが5 cmを超えるくらいになったら手術をお勧めすべきという報告もあります．チョコレート嚢腫と診断された場合，かかりつけの婦人科での定期的な経過観察を受け，がんを疑わせる所見を認められた時には婦人科がんの診療を行っている医療機関を受診することをお勧めします．

卵巣がん

卵巣がん

●治療●

> 右卵巣腫瘍で手術を受け，境界悪性腫瘍と診断されました．これはどんな腫瘍ですか？ この後にどのような治療を受けるのでしょうか．
>
> （45歳）

　卵巣境界悪性腫瘍とは，明らかな良性腫瘍と明らかな悪性腫瘍（がん）との中間に位置する腫瘍です．腹腔内に広がったり（この病変をインプラントと呼ぶ），再発したりと，がんと同じような振る舞いをすることがありますが，がんと比べると明らかに予後は良好です．わが国では，卵巣境界悪性腫瘍は全卵巣腫瘍の約10％を占めています．また，卵巣境界悪性腫瘍にかかる女性の割合は増加傾向にあります．

　卵巣境界悪性腫瘍に対する治療は，まず開腹手術にて腹腔内を十分に調べて，両側付属器切除術＋子宮全摘出術＋大網切除術を行うのが標準的です．また，インプラントが腹腔内にあれば，これも切除することが必要です．現在のところ，卵巣がんに対するステージング手術の中の一つとして行われている傍大動脈・骨盤リンパ節郭清は，卵巣境界悪性腫瘍に対しては必要ないといわれています．

　一般的には，卵巣境界悪性腫瘍に対する術後に抗がん剤治療は必要ありません．しかし，インプラントが腹腔内に広がっている場合や，手術において腫瘍が残ってしまった場合は，術後に抗がん剤治療を行っている病院が多いでしょう．抗がん剤治療は，卵巣がんに対するものと同様に，パクリタキセル・ドセタキセルなどのタキサン製剤と，カルボプラチン・シスプラチンなどの白金製剤を組み合わせて行う場合が多いです．

●治療● 107

近くの病院で卵巣嚢腫の診断で腹腔鏡下の右卵巣と卵管の切除術を受けたところ，卵巣がんと診断されました．大学病院に紹介され，子宮全摘と左側の卵巣・卵管切除，リンパ節郭清を勧められました．受けなくてはならないでしょうか．決まった相手がいるわけではありませんが，今後，妊娠して出産したいと希望しています．　　　　　　　　　　　　　　　　　　（29歳，未婚）

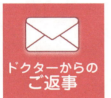

　妊娠して出産できる能力，すなわち「妊孕能」を温存したい [→ p43] という気持ちは理解できますし，可能ならば温存できる治療法を選択したいと思います．ただし，あなた自身の命を守ることが第一です．子宮摘出と両側の卵巣・卵管切除，リンパ節郭清 [→ p108] を行うことが標準術式であり最も治療効果が高い手術方法といえますから，その手術を受けることを勧めるのは医療側としては当然なのです．卵巣がんの進行期や組織型などを考慮して，子宮と残っている左側の卵巣・卵管を温存できるかどうか判断することになります．基本的には，妊孕能を温存できるのは，がんが卵巣にとどまるⅠ期で，悪性度の比較的低い組織型に限られます．

卵巣がん

がん研有明病院
CANCER INSTITUTE HOSPITAL

　他院で，卵巣がんの可能性があると診断された方や，あなたのように良性卵巣腫瘍との判断で手術を受けたところ卵巣がんだと診断された方などに対して，セカンドオピニオンという外来で相談を受けています．すべての患者さんには，セカンドオピニオンを利用して，診断や治療方針について他の病院の医師の意見を聞くことができる権利が保障されています．

　当院では，「卵巣がん治療ガイドライン」[3]や海外の論文などでの報告を参考にして，妊孕能を温存することが適切か，それとも標準術式を受けることをお勧めするか，術後に抗がん剤治療を受けるかどうかも含めて，患者さんにお

卵巣がん

108　●治　療●

伝えしています．実際にどの治療法を選択するかは，患者さんやご家族と相談しながら決めることになります．

「婦人科の本でよく目にするけど……」
少し難しい言葉の1行解説（ほぼ）

- **エビデンス**　　その治療法がよいといえる根拠．
- **化学療法（かがくりょうほう）**　　抗がん剤を使用する治療方法のこと．
- **郭清（かくせい）**　　リンパ節を切除すること．
- **結紮（けっさつ）**
　血管や卵管などの中を通れないように糸でしばって結ぶこと．
- **根治（こんち）**　　病気を完全に治すこと．
- **閾値（いきち）**　　治療によってある現象や効果が発生する境目の値．
- **侵襲（しんしゅう）**　　手術や検査などの医療行為で生体を傷つけること．
- **線源（せんげん）**　　放射線治療で照射する放射線を発生させる装置．
- **創部（そうぶ）**　　手術によるきず（創）のこと．
- **導尿（どうにょう）**
　尿道から膀胱内に細い管（「カテーテル」という）を挿入し，尿を排泄させる方法．
- **腹腔鏡（ふくくうきょう）**
　お腹の中をみるための，直径1cmほどの筒状のカメラ（内視鏡）．
- **副作用（ふくさよう）**
　抗がん剤などの薬や放射線の，病気に対して効く作用とは別の，起きてほしくない有害な作用．
- **保険診療（ほけんしんりょう）**　　健康保険が適応される診療．

●治　療●

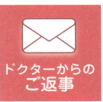

卵巣腫瘍があり，大量にお腹の中に水がたまっているがん性腹膜炎の状態で，病院に入院しています．進行卵巣がん，Ⅲc期の可能性が高いと言われました．手術を受ける予定ですが，どんな手術になるのでしょうか．

（53歳）

↓↓↓

　卵巣がんは，手術によって正確な進行期が決まります．また，進行卵巣がんでは，手術において腹膜播種や転移している腫瘍を可能な限り摘出し，残った腫瘍の大きさを1cm未満にできた場合に予後が改善することが示されています．最近では，<u>お腹の中の腫瘍をすべて切除し，目でみえるがんが残っていない状態にできた場合に，最も予後がよい</u>ことが多くの臨床試験で示されています．

　しかし，腹腔内に散らばっているがんが小腸・大腸や横隔膜，脾臓といった子宮・卵巣以外の臓器に転移して巻き込んでいることが多々あります．進行卵巣がんの患者さんの3分の2くらいは，子宮・卵巣という婦人科臓器以外の，腸管などの臓器を一緒に切除しないとがんを残さず摘出できないと報告されています．

　お腹を開けた所見にて，腫瘍を残さず切除することは難しいと判断された場合は，タキサン製剤と白金製剤を組み合わせた抗がん剤治療をはじめに何回か行ってから，摘出手術を行うこともあります．

卵巣がん

がん研有明病院　CANCER INSTITUTE HOSPITAL

　最初に腫瘍摘出手術を行う場合でも，抗がん剤治療をはじめに2〜4回程度行ってから腫瘍摘出手術を行う場合でも，目でみえるがんが残っていない状態にすることを常にめざしています．これができるか否かで，患者さんの予後

卵巣がん

● 治 療 ●

が大きく変わるからです．そのために，横隔膜や，小腸・大腸，脾臓などの消化器臓器，尿管や膀胱などの泌尿器臓器の切除も（そして切除した腸や尿路はつなぎ合わせて，消化物や尿の通り道を再建しなくてはなりません），当院婦人科で日常的に行う手術にしています．当院では，進行卵巣がんの患者さんに対する手術において，腸や横隔膜，尿管などを合併切除している場合が大部分を占めます．こういった手術により，お腹の中に広がっている腫瘍を可能な限り摘出し，残った腫瘍の大きさを1cm未満にできた方が90％を超え，残存腫瘍なしの状態（完全切除）にできた方は70％を超えています．これは，世界的にみてもトップレベルの手術成績です．

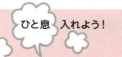

休憩室

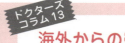

ドクターズコラム13

海外からの患者さん

最近，外国から治療を受けにがん研有明病院婦人科に来られる婦人科がん患者さんが増えてきています．アメリカ，中国や東南アジア，ロシアなど出身はさまざまです．

がんの治療を受けるとなれば，言葉の通じない異国で，患者さんと家族が長期間過ごすことになります．身体にも，精神的にも，経済的にも大きな負担がかかることでしょう．これまで日本に来られたことのない女性が，よりよい治療を受けられると期待して遠路はるばる来られるのです．患者さんの生まれた国や肌の色などまったく関係なく，がん治療がうまくいき，より充実した生活を送っていただきたいと思っています．われわれとしては，いつも通り日本人の患者さんに対するのと同様に，診断・治療にベストをつくします．

●治　療●

ご相談 8

お腹が張るので近くの病院を受診したら，骨盤内に腫瘍があり，卵巣がんの可能性があると言われて大学病院に紹介となりました．そこの産婦人科でも卵巣がんの可能性が高いと言われました．MRI等の検査で，がんは卵巣の中にとどまっておりⅠ期と考えると言われました．開腹手術を勧められましたが，傷の小さい腹腔鏡手術を受けたいのです．可能でしょうか．（38歳）

ドクターからのご返事

<u>卵巣がんの可能性が高いと診断された場合，腹腔鏡手術（ふくくうきょうしゅじゅつ）を受けることはお勧めできません．</u>小さい傷から腫瘍（しゅよう）を取り出すためには，腫瘍を破裂させるか，腫瘍に針を刺して内容液を吸引させなくてはならないため，せっかく卵巣腫瘍の中にとどまっているがん細胞を含む内容液を腹腔内にまき散らすことになりかねません．また，術前診断で卵巣がんⅠ期の可能性が高いと言われていても，実際の手術所見では腹腔内に腹膜播種（ふくまくはしゅ）を認める場合があります．腹腔鏡［→p108］では腹腔内全体を観察することは難しく，開腹手術では術者が手で触りながら病変を探すこと（触診）も同時に行えますが，腹腔鏡手術では困難です．結果的に腹腔鏡手術では不十分な手術となってしまう危険性もあります．

Ⅰ期・Ⅱ期の卵巣がんでは上記の理由から腹腔鏡手術を行っていません．Ⅲc期やⅣ期の進行卵巣がんにおいて，がんが腹腔内全体に広がり，初回手術で残存腫瘍なしの状態にすることが無理だと判断した場合に，腹腔鏡で腹腔内の病変の広がりを観察し，腫瘍の一部を生検して「卵巣がん」であると確定診断をつける「審査腹腔鏡手術」を行っています．この場合，大きくお腹を開ける「試験開腹術」と比べると身体に与える影響が少ないため手術後の回復が早く，この後の抗がん剤治療をより早く行えるという利点があります．

卵巣がん

●治療●

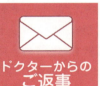

卵巣がんの疑いで開腹手術を受け，お腹の中にがんが散らばっている状態で卵巣がんⅢｃ期と診断されました．手術で一部の組織を生検したところ「腺がん」と診断され，抗がん剤治療を行ったうえで，もう一度手術を行う方針と言われました．どんな抗がん剤治療になるのでしょうか．また，次の手術はどのようなものになるのでしょうか． （54歳）

卵巣がん患者さんの半分以上は他へ転移した状態で病院を受診し，卵巣がんと診断されます．Ⅲ期・Ⅳ期の進行卵巣がんに対する治療の原則は，まず手術を行い，腹腔内に散らばっているがんをすべて切除し，術後に抗がん剤治療を行うというものです．しかし，最初に手術を行っても，がんをすべて切除することが困難と判断される場合には，まず抗がん剤治療を行ってがんを縮小させてから，手術で腫瘍を切除します．卵巣がんでは抗がん剤が効く可能性が高いため，このような治療戦略がとれるのです．上皮性卵巣がんに対する抗がん剤治療は，パクリタキセル・ドセタキセルなどのタキサン製剤と，カルボプラチン・シスプラチンなどの白金製剤を組み合わせて行うのが標準となっています．現在のところ，これ以上に効果を期待できる抗がん剤治療はありません．この抗がん剤治療後の手術によって残存腫瘍なしに手術ができた場合，進行期症例でも治療成績を高めることができます．この手術後にも抗がん剤治療を追加することが必要になります．

がん研有明病院 CANCER INSTITUTE HOSPITAL

初回手術で残存腫瘍なしの状態にすることが無理だと判断した場合，また患者さんの全身状態が不良で，残存腫瘍なしの状態にするための手術を行うのは危険だと判断した場合に，タキサン製剤と白金製剤を組み合わせた術前の抗がん剤治療を3コースほど行い，その後に腫瘍摘出手術を行うようにしてい

●治　療●　　113

ます.

　抗がん剤の効きめがよいタイプの組織型の卵巣がんでも，抗がん剤でがんを
すべて消し去るのは非常に難しいのです．そのため，抗がん剤治療後の手術に
て，残ったがんはすべて，目でみえるものを切除することが大切です.

　腹腔内に散らばっているがんは，腸管（大腸，小腸，胃），肝臓，脾臓，横
隔膜，尿管・膀胱など，子宮・卵巣といった婦人科臓器以外の部分を巻き込む
ことが多く，抗がん剤治療後でもがんの一部が依然として存在している場合が
多いです．目にみえるすべてのがんを取り除くためには，これら婦人科臓器以
外を一緒に合併切除する術式が，多くの卵巣がん患者で必要になります．当院
では，このような合併切除手術を日常的に行っており，かつ，安全に手術を行
うように努めています.

卵巣がん

ひと息　入れよう！　　**休憩室**　　ドクターズ
コラム 14

**がん研のシンボルマーク
カニの由来**

　　　　　　　　がんは英語でcancerといい，cancerはカニを意味するギ
リシャ語karkinosに由来します．"医学の祖"と呼ばれている古代ギリシャの医
師，ヒポクラテス（BC460頃〜BC375頃）が最初にがんをカニにたとえたといわ
れています.

　もともと癌研究会癌研究所所長だった吉田富三博士が，1966年に会長として開
催した第9回国際癌会議のシンボルマークとして使用したものを，後に学会の許可
を得て，がん研究会のシンボルマークにしたのです（左の頁をごらんください）.

JCOPY 88002-874

卵巣がん

●治療●

ご相談 10

卵巣がんで手術を受け，Ⅰc期と診断されました．手術でがんの部分は残さず取り除いたと聞きました．がんが残っていないのに，手術後に抗がん剤治療をしましょうと主治医から言われました．私に抗がん剤治療は必要なのでしょうか．

（59歳）

ドクターからのご返事

早期でも再発する可能性が比較的高い卵巣がんでは，Ⅰ期であっても術後抗がん剤治療が必要となるケースが多数です．術後抗がん剤治療を行わなくてもよい条件として下記の2つが「卵巣がん治療ガイドライン」で挙げられています[3]．

①十分なステージング手術（両側付属器切除術＋子宮全摘出術＋大網切除術＋傍大動脈・骨盤リンパ節郭清 [→p108] もしくは生検，がなされている手術をいう）により，進行期がⅠa期もしくはⅠb期と診断がついている．

②病理組織検査にて，グレード1もしくはグレード2（低異型度という分け方もある）と呼ばれる高分化型のがんと診断がついている．

当院の場合

がん研有明病院
CANCER INSTITUTE HOSPITAL

当院においても，これらの条件を満たすか否かで，術後の抗がん剤治療を行うべきかどうか決めています．基本的には，がんが卵巣にとどまるⅠ期で，悪性度の比較的低い組織型に限っています．

初回手術において卵巣腫瘍を含めた片側付属器切除のみを受け，卵巣がんと診断された患者さんには，再開腹にてステージング手術を受けることをお勧めしています．がんの広がりを把握し，きちんとステージングを行うことが，術後抗がん剤治療の必要性を含めその後の治療方針の決定に不可欠だからです．

●治　療●

ご相談 11

先日，開腹手術を受け，右卵巣の明細胞腺がんのⅠc期と診断されました．明細胞腺がんは抗がん剤が効きにくいタイプの卵巣がんだと聞きました．手術後に抗がん剤治療をしましょうと主治医から言われました．抗がん剤治療をやって意味があるのでしょうか．

（48歳）

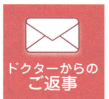

ドクターからのご返事

　卵巣がんの場合，組織型により抗がん剤が効きやすいタイプと，効きにくいタイプがあることがわかってきています．一般的に抗がん剤の効く可能性の高い卵巣がんの中では，明細胞腺がんは抗がん剤が効きにくいタイプであるのは確かですが，まったく効かないわけではありません．現在のところ，卵巣がんに対して最も効く可能性の高い，タキサン製剤と白金製剤を組み合わせた抗がん剤治療を術後治療として行う病院が多いと考えます．

　明細胞腺がんは，欧米よりもわが国において発生頻度の高い卵巣がんの組織型です．明細胞腺がんの患者さんを対象に，TC療法（パクリタキセル＋カルボプラチン）と，イリノテカン＋シスプラチン療法とを比較する臨床試験が，わが国主導で国際的に行われました．この臨床試験の結果にて，イリノテカン＋シスプラチン療法の治療成績がTC療法の治療成績を上回ることがなかったため，卵巣明細胞腺がんに対しても他の組織型に対してと同様に，TC療法が標準治療であることは現時点で変更ありません．

卵巣がん

116　●治　療●

ご相談 12

卵巣がんで手術を受け，Ⅲｃ期と診断されました．術後の抗がん剤治療を外来で受けています．日常生活で，どんなところに気をつけたらよいのでしょうか．
（59歳）

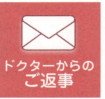

ドクターからのご返事

　抗がん剤の副作用［→ p108，134］を極度に恐れる必要はありません．副作用についてあらかじめ理解し，心構えを持ったうえで，少しでも心地よく日常生活を送れるようにしましょう．抗がん剤治療は長期間続くことが多いので，気分転換を図りながら，体調のよい時には外出してリラックスすることも大切です．

がん研有明病院　CANCER INSTITUTE HOSPITAL

日常生活のポイントとして，以下のような点が挙げられます．
❶体調に合わせて仕事や家事をする．散歩などで身体を動かし，疲れたら休息・睡眠をとる．
❷1日1回体温を測定する．また，体調の変化を記録する．
❸こまめに手を洗い，うがいをする．できれば，毎日入浴かシャワーを浴びるかで，身体の清潔を保つ．
❹白血球・好中球が減少している時期（白血球数 1000/μL 未満または好中球数 500/μL 未満）は，生ものを食べるのを控える．また，人ごみに出るのを避け，外出時にマスクをする．
❺好きなことを楽しみながら，治療の合間に気分転換の時間を作る．
❻禁煙し，飲酒もほどほどにする（たまの機会に飲酒するのは構わない）．
❼他の病院や薬局で買った薬を使用する場合は，事前に担当医に相談する．

●治療● 117

抗がん剤副作用

ご相談 13

卵巣がんで手術を受け，Ⅲc期と診断されました．術後の抗がん剤治療を外来で受けています．病院から帰宅した後に，どのような症状が出たら病院に電話したほうがよいのでしょうか．

（59歳）

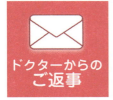

ドクターからのご返事

抗がん剤には，がんに対する効果とともに副作用 [→p108, 134] が必ずあります．副作用として，どのような症状が現れるか，どの時期にどの程度の症状がありどのくらい続くのかは，投与されている抗がん剤の種類や量，これまでの投与コース数以外に，患者さん自身の体調によっても大きく異なります．また，自覚症状のない副作用もあります．しかし副作用を過度に心配する必要はありません．<u>副作用についてあらかじめ知っておき，心構えを持ちましょう．</u> 卵巣がんに対する抗がん剤治療で最もよく使用される，タキサン製剤と，白金製剤を組み合わせた治療に出現する主な症状として，以下のものがあります．①〜③の症状は，抗がん剤投与後1〜2週間後に骨髄機能が障害され，血液中の白血球や赤血球，血小板が最も少なくなることから生じます．骨髄機能は，その後1〜2週間かけて徐々に回復します．

①感染症状（38℃以上の発熱や，寒気・ふるえがみられるなど）
②貧血症状（だるい，めまいや立ちくらみがする，息切れや動悸がするなど）
③出血（口の中の出血，鼻血，血尿，血便など）
④吐き気・嘔吐
⑤手足のしびれ
⑥便秘や下痢

（次頁に続く）

卵巣がん

卵巣がん

●治療●

当院の場合 がん研有明病院 CANCER INSTITUTE HOSPITAL

以下のような症状が出現した時に，病院に連絡してもらうよう，お知らせしています．

❶ 38℃以上の発熱があり，事前に処方された「発熱時」の薬を使用しても熱が下がらない．
❷ まる1日，食事や水分が摂れない．
❸ 1日に7回以上の下痢があり，下痢止めの薬を使用しても効かない．
❹ 排尿の回数や，尿の量が普段より著しく少ない．
❺ 出血が止まらない．血尿や血便が出る．
❻ 強い腹痛や頭痛がある．
❼ ふらつきが強く，息切れや動悸がみられる．
❽ 身体に力が入らない，意識がもうろうとする．

「婦人科の本でよく目にするけど……」
少し難しい言葉の1行解説 （ほぼ）

その6 おくすり編

● 緩下剤（かんげざい）
　便をやわらかくする薬．
● 抗生物質（こうせいぶっしつ）
　感染症の原因となる微生物の発育を抑える薬．
● 止痢剤（しりざい）
　下痢を止める薬．
● 制吐剤（せいとざい）
　吐き気を抑える薬．
● 分子標的薬（ぶんしひょうてきやく）
　がん細胞の増殖や転移などにかかわるがん細胞特有のタンパク質や遺伝子を標的とした薬．卵巣がんや子宮肉腫などに対して，分子標的薬を使用した抗がん剤治療が始まっている．

●治　療●　119

> 卵巣がんで手術を受け，Ⅱb期と診断されました．手術でがんの部分はすべて取り除き，術後抗がん剤治療を6コース受けました．主治医からこの後は外来で経過を追いますと言われたのですが，これで治療終了としてよいのでしょうか．
> （65歳）

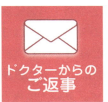

　Ⅰ期・Ⅱ期の早期卵巣がんの治療においては，手術と抗がん剤治療での初回治療終了後に，卵巣がんが身体の中からいったん消えた場合に，その後で抗がん剤治療を追加（維持化学療法という）しても，予後を改善するという報告はなく，現時点ではお勧めできません．Ⅲ期・Ⅳ期の進行卵巣がんの治療においては，手術後に，タキサン製剤と白金製剤および血管新生を阻害する分子標的薬であるベバシズマブを組み合わせた抗がん剤治療を行い，その後に引き続いてベバシズマブによる維持療法を行うという治療法をお勧めすることがあります．

がん研有明病院 CANCER INSTITUTE HOSPITAL

　当院も早期卵巣がん治療においては，維持化学療法は行っていません．卵巣がんの治癒につながり，予後を向上させるのならば「薬」ですが，そうでなければ副作用［→p108］を増すだけの「毒」となってしまいます．進行卵巣がん治療においては，手術後に，タキサン製剤と白金製剤とベバシズマブを組み合わせた抗がん剤治療を行い，その後にベバシズマブ維持療法を行うことで，再発までの生存期間が延長されるという臨床試験の結果が報告されており，当院でもこの治療法を選択する場合があります．

卵巣がん

経過観察

ご相談 15

卵巣がんⅠc期と手術で診断され，術後に抗がん剤治療を6コース受けました．この後，どのくらいの頻度で，何年くらい通院しないといけないのでしょうか．

（65歳）

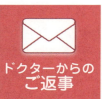

ドクターからのご返事

複数のガイドラインにて，卵巣がん初回治療後の経過観察は，最初の2年間は2～4ヵ月ごと，その後の3年間は3～6ヵ月ごと，5年目以降は1年ごと，と推奨されています．卵巣がんの再発の90%以上は4年以内に起こると報告されていますので，この間は観察間隔が短く，初回治療後5年間が再発なく過ぎればその後は観察期間をあけていく，という病院が多いと思います．

当院の場合　がん研有明病院　CANCER INSTITUTE HOSPITAL

卵巣がん初回治療後の経過観察は，最初の2年間は2～4ヵ月ごと，その後の3年間は3～6ヵ月ごと，5年目以降は6ヵ月～1年ごとに行っています．もちろん，再発を疑う所見があれば，この間隔は1～2ヵ月ごとと短くなります．

経過観察の受診時に，問診と腫瘍マーカー測定（CA125など）を行い，診察にて内診と超音波検査 [→ p89] を行うようにしています．画像検査（CT, PET-CT, MRI [→ p89]）は，卵巣がんの進行期や手術時の残存腫瘍の有無などを考慮して，診察所見や腫瘍マーカーの値などを参考にしながら適宜行っています．初回治療後5年間は，1～2年ごとに画像検査を行うことが多く，最近は特にPET-CTを利用することが多くなっています．

●治療● 121

更年期障害

ご相談 16

初回の手術で右側の卵巣腫瘍を切除したところ，卵巣がんⅠc期と診断されました．その後の再度の手術で，子宮全摘と左側の卵巣・卵管切除，リンパ節郭清を受けました．手術後にほてり感が強く，更年期障害だと言われました．どうしたらよいでしょうか．

（45歳）

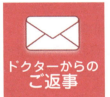

ドクターからのご返事

閉経前の女性が卵巣がんにかかり両側卵巣切除術を受ければ，卵巣欠落症状（更年期症状 [→ p43]）が出現します．卵巣がんにかかる女性の5人に1人以上は50歳以下と報告されているので，多数の女性が卵巣がん治療により，ほてり（血管運動神経障害）などの症状に悩むことになります．

<u>一般的には，更年期障害の治療にはホルモン補充療法が行われています．</u>卵巣がん患者さんにホルモン補充療法を行っても，再発しやすくなるとか，予後が悪くなるといった報告はありません．しかし，卵巣はエストロゲン，プロゲステロンというホルモンを分泌する臓器であり，卵巣がんの治療中や治療が終わってしばらくはホルモン補充療法を控え，漢方薬などを処方するという病院もあるかもしれません．主治医とよく相談することが必要です．

がん研有明病院 CANCER INSTITUTE HOSPITAL

卵巣がんは，進行期が早期であっても再発の可能性が比較的高く，手ごわいがんといえます．そのため，早期の卵巣がん患者さんであっても，両側卵巣・卵管切除術を含む標準手術を受けることをお勧めしています．閉経前の卵巣がん患者さんの中には，両側卵巣切除後に更年期症状を訴える方も多いです．症状が強い場合には，初回治療中であっても，相談のうえで適宜ホルモン補充療法を行っています．

卵巣がん

●再　発●

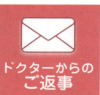

卵巣がんⅡc期と診断され，開腹手術後に抗がん剤治療を8コース受けました．その後は定期的に通院していました．治療が終わって3年たって，もう治ったかと思っていたら，肝臓の横に再発してきました．また手術してとってもらうことはできるのでしょうか．

（61歳）

　がんが再発してしまったのは確かに不幸なことです．でも，これを受け止め，がんに負けないで治療を受けましょう．あなたと家族の方々だけが卵巣がんと闘うのではありません．われわれ婦人科腫瘍医も一緒になって闘います．ただし，再発がんは，なかなか根治する [→ p108] ということが難しいので，「がんとうまく付き合っていく」くらいの気持ちが必要かもしれません．

　あなたのように，卵巣がん初回治療後3年たってからの再発では，どこまで病変が広がっているかなどを評価したうえで，手術適応とするか判断します．再発卵巣がんに対しては，血管新生阻害薬であるベバシズマブや，PARP（「パープ」と呼びます）阻害剤であるオラパリブなど新しい分子標的薬を使える時代になってきています．主治医とよく相談し，場合によってはセカンドオピニオンを利用して，診断や治療方針について他の病院の医師の意見を聞くという方法もあります．

がん研有明病院

　卵巣がんの再発が疑われた場合，PET-CT [→ p89] を行い，再発部位が2～3ヵ所程度までに限局している場合は再度手術で切除することを検討します．再発卵巣がんに対する手術療法は，初回治療時の手術と同様に，がんを残さず完全に切除できたかどうかが予後に関連します．再発部位が多数あり，手

●再　発●　123

術ですべて取り切れない，またすべて切除することで患者さんに過大な負担の
かかる手術になってしまうと判断した場合は，抗がん剤治療を（場合により放
射線療法も）選択しています．あなたのように，はじめの治療が終わって1
年以上たってから再発してきた場合，初回に使用したタキサン製剤と，白金製
剤を組み合わせて行う抗がん剤治療（これに加えてベバシズマブを使う場合も
多い）が効く可能性が高いので，最初にこれらを投与します．タキサン製剤と
白金製剤併用の抗がん剤が効いたことを確認した上で，オラパリブによる維持
療法を行う場合もあります．

　抗がん剤治療を2～3コースほど行い，抗がん剤の効きを確認し，また他
の再発腫瘍が新たに出現してこないことを確認したうえで，可能であれば手術
療法を行うという治療戦略をとることも当院ではあります．

卵巣がん

ひと息　入れよう！　**休憩室**　ドクターズコラム15
がん研有明病院の建物

　　　　　がん研病院は，2005年にそれまでの東京・大塚から，臨
海副都心の有明に移転してきました．地上12階・地下2階建ての白い建物からなり，
首都高速湾岸線から目立つこともあり，がん研有明病院を訪れたことのない方でも，
その建物は目にしたことがある，と言われるかもしれません．5～12階が病棟に
なっており，各フロアに東病棟・西病棟がありますが，現在，9階西および10階西
の2つの病棟が婦人科病棟となっています．新しい病院でもあり，患者さんに「ホ
テルみたい」とか「病室からみえるお台場の夜景が最高」などと言っていただいて
いますが，医師や看護師にとっても機能的で働きやすい病院の建物です．

　ただ，病院の建物や病室がきれいなだけがわれわれの"ウリ"ではありません．
われわれのホームページにあるように，「婦人科腫瘍医が責任を持って診断し，手
術・化学療法・放射線療法などの治療手段のなかから，患者さんの状況に応じて，
最適な治療方針を決定し，それを安全に実施する」，この診療内容こそ一番の"ウ
リ"なのです．

JCOPY　88002-874

● 再 発 ●

ご相談 18

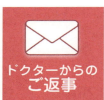

卵巣がんⅢc期で術前の抗がん剤治療の後に開腹手術，その後に追加の抗がん剤治療を受けたのですが，まだ治療が終わって1年もたたないうちにお腹の中に再発してきました．どのような治療法がありますか．

（47歳）

ドクターからのご返事　初回治療終了後1年未満の再発は，6ヵ月未満か，6ヵ月以上1年未満の再発かで分けて，抗がん剤治療を選択するという考え方が主流になってきています．初回治療において，タキサン製剤と白金製剤を組み合わせた抗がん剤治療がほとんどの患者さんに投与されているでしょうから，6ヵ月未満の再発ではこれらの薬に抵抗性があると考え，別の抗がん剤を選択します．ゲムシタビン，トポテカン，リポソーム化ドキソルビシンといった薬を単剤で用いたり，さらにこれら単剤の抗がん剤にベバシズマブを併用して治療することもあります．6ヵ月以上1年未満の再発では，白金製剤が効く可能性ありとし，ゲムシタビンとカルボプラチンの併用療法，リポソーム化ドキソルビシンとカルボプラチンなどの併用療法を受けることが勧められます．さらにこれらの薬剤にベバシズマブを加えることで，再々発までの予後が延長することがわかっていますので，ベバシズマブの併用療法が望ましいと考えます．白金製剤を含んだ抗がん剤治療を4〜6コース行い，効いたら（再発腫瘍が小さくなったら）オラパリブによる維持療法を行うという選択をする場合もあります．

　また，6ヵ月未満の再発では，手術の効果を期待できないので，手術適応としないとする報告がほとんどです．6ヵ月以上1年未満の再発においても，手術を行うべきかどうか慎重に判断すべきと考えます．

（次頁に続く）

がん研有明病院

　現在,卵巣がんに対する効果が確認されている抗がん剤治療の他に,国からは卵巣がんの治療薬として承認を受けていない薬物を投与して,安全性と効果を調べる臨床試験(治験)を行っています.手強い卵巣がんに対しては,世界中で,分子標的薬 [→ p118] を含めた新しい抗がん剤の開発が進んでいます.近年では,ベバシズマブ以外にもPARP阻害剤や抗PD-1抗体などといった新しい分子標的薬などを用いた,有用な維持化学療法の方法が開発されてきています.このような新しい治療法の開発には,これまで通り維持化学療法を受けない患者さんの群と,新しい維持化学療法を受ける患者さんの群との間で,どちらかの治療成績がよかったのかを比較した臨床試験が欠かせません.当院でも,このような臨床試験に参加していただくことをお勧めする場合があります.

卵巣がん

●再　発●

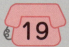

> 卵巣がんⅢc期と診断され，手術の後に抗がん剤治療を8コース受けて，現在外来にて経過観察中です．抗がん剤治療が終わって1年半たっています．最近，腫瘍マーカーが上昇してきています．CTスキャンの撮影を行ったのですが，特に異常所見なしとのことです．再発かと心配していますが，どうでしょうか．
>
> （62歳）

　進行卵巣がんの初回治療後に正常値となっていた腫瘍マーカー CA125 が再び上昇してきたら，確かに再発を疑います．CT [→ p89] などの画像検査では特に再発所見がなくても，あなたが不安な気持ちになるのは当然だと思います．

　最近，再発卵巣がんに対して早期に治療を行ったほうがよいのか，それとも再発に伴う症状が出現してきてから治療を行って間に合うのかを検討した臨床試験の結果が報告されました．CA125 が上昇したらすぐに抗がん剤治療を受ける患者さんの群と，症状が出現したり，診察所見で再発が明らかになってから抗がん剤治療を受ける患者さんの群との予後を比較したところ，両者に生存期間の差は認められませんでした．また，早期に治療を開始した群のほうが，抗がん剤治療が長期間行われたことにより，生活の質（QOL）が損なわれた人が多かったです．この臨床試験がすべてを証明しているわけではありませんが，腫瘍マーカーが上昇しているが画像検査で異常を認めない段階で，抗がん剤治療などを開始するメリットは少なそうです．

がん研有明病院

　当院も，腫瘍マーカーの上昇のみで，PET-CT [→ p89] などの画像検査で何の異常所見もなく，何の症状もない患者さんに，抗がん剤治療をお勧めすることはありません．しかし，CA125 が再上昇してきた場合に再発の可能性は高く，その時点では画像検査で異常がなくても，しばらくたってから画像検査

を行うと再発腫瘍が認められるという場合が多々あります．

　腫瘍マーカーの上昇のみが認められた場合，患者さんや家族の方と十分に話し合ったうえで，慎重に外来での経過観察として，1～2ヵ月後に再度画像検査を行い，卵巣がんの再発が明らかになった時点で治療方針を決める場合が多いです．その際も，抗がん剤治療をすぐに開始するのではなく，手術を行って画像で認められた腫瘤（しゅりゅう）を切除し，本当に卵巣がんの再発腫瘍であるのかを確認したうえで（再発腫瘍を残さず切除すれば治療になります），その後に抗がん剤治療を行うか決める場合もあります．

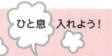 **休憩室**

学会参加

　患者さんに「今度の外来受診の予定の日に学会に参加する予定なので，受診日をずらしてください」とお願いすることがよくあります．婦人科がんを専門にあつかう学会や，婦人科だけでなく消化器や呼吸器などがんを横断的にあつかう学会など，日本で開かれる学会もあれば，アメリカやヨーロッパなど海外で開かれる学会もあります．

　がんの診断・治療は日進月歩，ものすごいスピードで進歩しています．学会に参加して自分で発表したり，他の医者の学会発表を聴いたり，といった勉強をしないと，医療の進歩にはついていけないのです．学会で刺激を受け，学んだことを日々の診療に役立てたいと思っています．

　でも，学会が終わった後の晩に，他の病院の医者と一緒にお酒を飲みに行ったり，学会の合間で時間が空いた時に学会場周辺の街中を散歩したり，美術館で絵を観たりすることもあります．許していただけますか？

卵巣がん

128　●再　発●

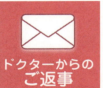

卵巣がんⅢc期で術前の抗がん剤治療の後に開腹手術，その後に追加の抗がん剤治療を受けたのですが，まだ治療が終わって1年もたたないうちにお腹の中に再発してきました．お腹の左横が痛むのですが，痛みを我慢したほうが，がんと闘っている気がしてがんの再発が治るような気がします．

（55歳）

　これまで，痛みなどの症状を軽減する緩和療法は，手術や抗がん剤治療といった治癒をめざした積極的な治療が終了した，終末期の方に行う治療と認識されていました．しかし最近は，がんの治療における早い時点から緩和療法を受けることで，痛みなどを我慢することなく手術や抗がん剤治療などを受けることが推奨されています．こうすることで，患者さん，そして患者さんを見守る家族の方々も生活の質（QOL）が向上するでしょう．また，早い段階から緩和療法を行ったほうが，がん患者さんの予後が延長するという報告もあります．

がん研有明病院　CANCER INSTITUTE HOSPITAL

　がん患者さんの苦痛は，痛みだけではなく，不安などの精神的な苦痛や経済的な問題を抱えていることが多いはずです．患者さん本人だけでなく，家族の方も患者さんの苦痛を目にして苦しみ，また患者さんとの関係に苦慮することがあると思います．緩和医療科や精神科などの医師，看護師，薬剤師，理学療法士，ソーシャルワーカーなどが緩和ケアチームを形成し，緩和療法を行っています．また，緩和ケア外来や患者相談窓口を設置しており，治療の早い段階から患者さんと家族の方々をサポートしています．

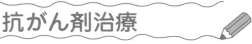

3. 卵巣がんに対する抗がん剤治療

がん研有明病院 CANCER INSTITUTE HOSPITAL

(A) 上皮性卵巣がんに対する抗がん剤治療

(1) staging laparotomy/primary debulking surgery (PDS) 後の初回抗がん剤治療

(a) staging laparotomy

進行期の決定に必要な手技を含む術式で，基本術式（子宮全摘出術＋両側付属器摘出術＋大網切除術）に加えて，腹腔内の十分な検索を行ったうえで，播種病巣の切除やリンパ節郭清 [→p108]（または生検）を行います．

(b) primary debulking surgery (PDS)

進行がんの場合には，腹腔内の広範囲に播種が広がっていることも多く，staging laparotomy に加えて，播種病巣や転移病巣のできる限りの切除を試みます．完全切除が最大目標ですが，optimal surgery（残存径腫瘍が1cm未満）を目標に行います．

対象症例	レジメ	投与量	サイクル数
Ⅰa, b期でgrade2, 3または明細胞がん	パクリタキセルカルボプラチン(TC療法)	パクリタキセル：175mg/m²カルボプラチン：AUC＝63週ごと	3～6コース
Ⅰc期	TC療法	上記と同一	3～6コース
Ⅱ～Ⅳ	TC療法	上記と同一	6コース

①再開腹による staging laparotomy を行わなかった場合には，残存病巣があることを想定して術後抗がん剤治療を6サイクル行います．
②パクリタキセルあるいはアルコールアレルギーの場合は，DC療法を行います．

(2) 術前抗がん剤治療 (NAC)

対象：①試験開腹／原発巣 [→p53] が摘出困難症例

卵巣がん

130　●卵巣がんに対する抗がん剤治療●

② staging laparotomy が不十分な手術が行われた場合や，初回手術所見で明らかな suboptimal（残存腫瘍径が 1cm 以上）の症例

レジメ	投与量	サイクル数
ddTC 療法*	パクリタキセル：80mg/m² 1 日目，8 日目，15 日目 カルボプラチン：AUC ＝ 6 1 日目 毎週投与	8 コース（術前 4，術後 4）
TC 療法	既出と同一	8 コース（術前 4，術後 4）

＊ ddTC とは TC と比べ，1 回投与量を減らして投与回数を増やす投与法です．

(3) 再発卵巣がんに対する 2 次抗がん剤治療

　初回抗がん剤治療終了後から再発までの期間（disease-free interval：DFI）が 6 ヵ月以上の再発では，プラチナ製剤（シスプラチン，カルボプラチン）に対して感受性があり，6 ヵ月未満の再発ではプラチナ製剤抵抗性と判断されます．またタキサン製剤（パクリタキセル，ドセタキセル）についても同様に評価されます．

　6 ヵ月未満の再発に対しては，単剤投与を基本としますが，抗がん剤治療の効果が望めないことが多く，患者さんの全身状態も考慮した治療法が選択されます．

　6 ヵ月以上のプラチナ製剤感受性の再発には，プラチナ製剤を含む多剤併用療法が推奨されていますが，当院では 6 〜 12 ヵ月までの再発を中等度感受性，1 年以上を高度感受性として抗がん剤治療の選択を行います．

　明細胞がんは，初回抗がん剤治療では TC 療法が推奨されていますが，イリノテカン単剤やイリノテカン＋シスプラチンの併用投与も有効とされており，明細胞がんの再発抗がん剤治療は他の組織型と別にしています．

〈ベバシズマブ〉

　がんには，増殖したり転移したりするために周囲の血管を増殖させる性質があります．この性質（血管新生といいます）を標的として，効率よく抑えようとする分子標的薬 [→ p118] であるベバシズマブという薬があります．

　卵巣がんに対する初回抗がん剤治療である TC 療法や，2 次抗がん剤治療であるゲムシタビンとカルボプラチンの併用療法などに，ベバシズマブを加えることで予後の延長を期待できると報告されていますが，卵巣がん初回治療時，再発治療時のどちらにおいても，抗がん剤治療にベバシズマブを組み合わせた

●卵巣がんに対する抗がん剤治療● 131

レジメが増えてきています．ベバシズマブには，蛋白尿や高血圧，血栓症をきたしたり，小腸・大腸といった腸管に穿孔をきたすといった，特有の副作用が生じる場合があるので，これらの管理に慣れた医療機関でベバシズマブ投与を受けるべきでしょう．

〈オラパリブ〉

遺伝性乳がん・卵巣がん症候群の患者さんでは，DNA 損傷時の相同組み換え修復で重要な役割を果たす *BRCA1* 遺伝子または *BRCA2* 遺伝子に変異があり，この相同組み換え修復機能がうまく働いていません．この DNA 修復経路を標的とするポリ（ADP-リボース）ポリメラーゼ（PARP）阻害剤には，オラパリブ，ルカパリブ，ニラパリブなどがありますが，これらは *BRCA1* 遺伝子または *BRCA2* 遺伝子に変異のある卵巣がんや，白金製剤を投与して効果のみられた再発卵巣がんに対して，高い治療効果があることが検証されています．

❖ 再発抗がん剤治療*

初回抗がん剤治療終了後から 再発までの期間	治療	投与量
6ヵ月未満 (1)〜(3)のいずれかを選択	(1) 2次抗がん剤治療 (2) 放射線治療 (3) 緩和医療	2次抗がん剤治療は次頁に詳述
6〜12ヵ月 (a)〜(c)のいずれかを選択	(a) ドセタキセル カルボプラチン (DC)	ドセタキセル：70mg/m^2 カルボプラチン：AUC＝5 3週ごと
	(b) ゲムシタビン カルボプラチン (GC)	ゲムシタビン：1000mg/m^2 1日目，8日目 CBDCA：AUC＝4 1日目 3週ごと
	(c) TC療法	既出と同一
12ヵ月以上	TC療法またはDC療法	上記と同一

＊明細胞がんの再発抗がん剤治療に関しては別記（次頁）．

卵巣がん

132 　　●卵巣がんに対する抗がん剤治療●

❖ 2 次抗がん剤治療

レジメ*	投与量
①ゲムシタビン単剤	1000mg/m^2 1 日目，8 日目，15 日目 4 週ごと
②ノギテカン単剤	1.0 〜 1.5mg/m^2 1 〜 5 日目 4 週ごと
③イリノテカン単剤	100mg/m^2 1 日目，8 日目，15 日目 4 週ごと

＊①→②→③の順で選択を考慮します．

❖ 明細胞がんの再発抗がん剤治療

レジメ	投与量
イリノテカン シスプラチン （CPT-11/CDDP）*	イリノテカン：60mg/m^2 1 日目，8 日目 シスプラチン：60mg/m^2 1 日目 4 週ごと
GC 療法	既出と同一
ゲムシタビン単剤	既出と同一

＊ 6 ヵ月未満の再発でも明細胞がんの場合は 2 剤での治療を許容しています．

（B）悪性胚細胞性腫瘍の抗がん剤治療

　ほとんどが片側性に発生し，10 〜 20 代の若年層に好発する腫瘍です．そのため健常側卵巣は温存可能であり，若年者では妊孕性温存手術 [→ p43] が行われます．

　当院では初回抗がん剤治療は BEP 療法を，再発抗がん剤治療は VIP 療法を行います．

●卵巣がんに対する抗がん剤治療● 133

	レジメ	投与量	サイクル数
初回抗がん剤治療	ブレオマイシン エトポシド シスプラチン （BEP 療法）	ブレオマイシン：7mg/body エトポシド：100mg/m^2 シスプラチン：15mg/m^2 1〜5日目 4週ごと	6 コース
再発抗がん剤治療	イホスファミド エトポシド シスプラチン （VIP 療法）	イホスファミド：1.2g/m^2 エトポシド：100mg/m^2 シスプラチン：20mg/m^2 1〜5日目 4週ごと	

卵巣がん

各がん共通

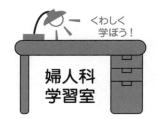

4. 抗がん剤治療の副作用と対策

　抗がん剤の副作用 [→ p108] には，治療中だけにみられる一時的な副作用と，治療後にも続く可能性がある長期的な副作用があります．

　副作用は抗がん剤の種類によって，ある程度起こる可能性を予想できますので，予防できる場合は内服や点滴で予防薬を投与し副作用が出ないように工夫しています．

　最近は副作用を抑えるためのよりよい薬剤が開発されていて，それらをうまく調整した化学療法で患者さんがつらくならないようにしています．

(1) 消化器症状

　すべての抗がん剤で出る可能性がある副作用は，吐き気・嘔吐・食欲低下といった胃腸症状です．これらを抑えていくために，抗がん剤投与前や投与後しばらくの期間は制吐剤 [→ p118] を使います．また，便秘や下痢といった症状も出ます．それらも緩下剤 [→ p118] や止痢剤 [→ p118] を使って抑えていきます．こういった胃腸症状は通常，毎回の抗がん剤治療後約1週間程度で徐々になくなってきます．

がん研有明病院 CANCER INSTITUTE HOSPITAL

　制吐剤のガイドライン [NCCN (National Comprehensive Cancer Network) ガイドライン] にそって制吐剤を使用し副作用を抑えたり，薬剤師が患者さんごとに副作用の確認を行っています．

(2) 骨髄抑制

　抗がん剤投与後1～2週間程度経過すると，骨髄抑制が起こります．骨髄抑制とは抗がん剤による副作用の一つで，白血球減少，貧血，血小板減少のことです．血液検査を行って確認します．

●抗がん剤治療の副作用と対策●　　135

　骨髄は血液中に常に新しい細胞を送り出しているところです．抗がん剤はこ
の骨髄にもダメージを与えます．血液検査をすると，白血球・赤血球・血小板
という値が測定できます．
　白血球は免疫力で，体内に細菌が入るとたたいてくれる細胞です．赤血球は
全身に酸素を送るために必要な細胞です．血小板は血液を固めるもので，出血
した場合に血を止めてくれる細胞です．これらの細胞は抗がん剤によって骨髄
に影響が及ぶとあまり作られなくなってくるので，軒並み減少してきます．抗
がん剤治療中は採血を行って骨髄抑制の程度を確認します．
　（a）白血球
　白血球にはいろいろな種類の細胞が含まれていて，好中球，リンパ球，単
球，好酸球，好塩基球などがあります．この中でも好中球というのは免疫力に
とても大切な細胞です．好中球数が減りすぎると，細菌が体内で繁殖しやすく
なり，感染しやすい状態といえます．特に抗がん剤によって，胃腸粘膜が弱っ
ている時に好中球が減ってくると，特に食べ物についた細菌が胃腸粘膜から体
内に入りこみ，体内で繁殖してくることになります．
　このため，好中球数が非常に減りやすい場合や減っている時は，生ものや生
野菜，発酵食品はあまりとらないようにすることを勧められます．細菌が体内
に入ると感染し発熱します．発熱するような場合は，非常に抵抗力が落ちてお
り危険なサインです．早めに抗生物質 [→ p118] や白血球数を増やすための注
射（G-CSF）をすることがあります．
　　　ジー シーエスエフ
　（b）赤血球
　赤血球値は低下すると貧血になります．貧血の状態であると全身に酸素が運
ばれにくくなり，少し動くだけで息切れがしたり，体を動かすのがきつくなり
ます．貧血かどうかみるためにヘモグロビン値というものをみていきますが，
この値が8以下の場合は貧血を治すために赤血球輸血をする場合もあります．
　（c）血小板
　血小板は血液を固めるために必要な細胞です．この値が下がってくると，出
血しやすくなります．極端に値が低い場合は，歯磨きの時に歯茎から出血しや
すくなったり，少しぶつけたりするだけであざができやすくなったりします．
血小板も極端に少なくなってくると，出血しやすく危険であるため，血小板輸
血を行うことがあります．

各がん共通

これらの骨髄抑制の状態はずっと続くわけではありません．次の抗がん剤までの3～4週間の間に正常に戻っていることが多いので，正常になったことが確認できれば次の抗がん剤投与が行われることになります．

（3）脱毛

脱毛はほとんどの抗がん剤で必発の症状です．髪の毛やまゆ毛，まつ毛などのあらゆる体毛が抜けます．脱毛は治療中のみの症状で，治療が終わると必ず戻ってきます．治療中は，ウイッグや帽子を使用していただいています．

当院婦人科では，院内に「帽子クラブ」というものがあり，ウイッグや帽子の相談，患者さん同士の交流を行っています．

（4）末梢神経障害

抗がん剤治療の中でもタキサン製剤といわれるパクリタキセルやドセタキセルでは末梢神経障害といわれる手先・足先の末梢神経への影響が出ることがあります．しびれや痛みとして感じることが多いです．末梢神経障害による症状を抑えるために，漢方薬・鎮痛薬などを内服していただくこともできます．しびれや痛みも感覚は個人差があるので，症状がきつい場合は我慢せずに先生や薬剤師に相談してください．治療中は抗がん剤を続けると徐々に症状が強くなる場合もありますが，治療後は徐々に症状がとれてきます．漢方薬（牛車腎気丸），神経障害性疼痛に対する鎮痛薬として非ステロイド性抗炎症薬（NSAIDs）（ロキソニン®など），プレガバリン（リリカ®），トラマドール（トラマール®）を使用していただくことも多いです．

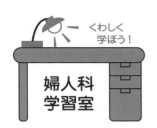

5. 婦人科手術の合併症

婦人科手術の合併症には次のようなものがあります．

(1) 術中出血

手術の際，解剖学的に決まった血管を結紮すれば [→p108] 出血量は少量で済みます．しかしがんの進展に伴い組織がもろくなっている場合など，時には出血量が 1000mL を超える場合もあり，輸血が必要になることがあります．

(2) 術中腸管・膀胱・尿管損傷

子宮や卵巣には小腸・大腸・膀胱・尿管などが隣接するために，手術操作によりこれらの臓器を損傷するおそれがあります．損傷が確認されれば手術中に修復を行います．しかし損傷が術後に初めて診断され，再手術が必要となる場合もあります．たとえば膀胱腟瘻・尿管腟瘻（尿が腟からもれてくる状態）は，当院における広汎子宮全摘出術の 3.4％に発生しています．

(3) 下肢深部静脈血栓症・肺血栓塞栓症（エコノミークラス症候群）

手術中から術後にかけての長時間臥床のため，下肢静脈内に血栓が生じることがあります（下肢深部静脈血栓症）．この血栓が静脈中を流れて肺の血管に詰まると，突然の胸痛や呼吸困難，血圧低下などの症状が起きます（肺血栓塞栓症）．当院での術後に起こる頻度は 0.5％です．時に生命にかかわる重大な合併症であるため，下肢静脈を間欠的 [→p76] に圧迫する器械の着用や十分な輸液，早期離床，抗凝固薬の予防的投与などによる血栓の予防が大切です．

(4) 術後創部離開・腹壁瘢痕ヘルニア

創部 [→p108] がしっかり癒合せず，手術の数日〜数ヵ月後に開くことがあります（創部離開）．創部の感染が背景にあることが多く，わずかな離開であれば自然に治癒しますが，筋膜や腹膜までが開いた場合には再手術による縫合が必要になります．また皮膚が癒合したまま深部の筋膜だけが離開し，腸管が皮膚の直下まで出てくることがあります（腹壁瘢痕ヘルニア）．腹部膨満感などの症状が強い時は手術による修復が必要です．

各がん共通

各がん共通

138　●婦人科手術の合併症●

（5）術後再出血

手術終了時には腹腔内に出血がないことを十分に確認しますが，手術終了後に再度出血が始まることがあります．出血量が多い場合は，止血のため再度開腹手術を行う必要があります．

（6）術後感染症

開腹手術は無菌操作により行いますが，子宮摘出の際にごく短時間，腟と腹腔が交通するため，腟内の細菌が腹腔内に侵入することがあります．術中に腟断端の消毒と腹腔内洗浄，さらに抗生物質[→ p118]の投与など感染防止のための処置を行いますが，まれに腹腔内に細菌が感染し，膿瘍を形成する場合があります．抗生物質やガンマグロブリン製剤の投与などの保存的治療で軽快しない場合，CT ガイド下穿刺や再手術による排膿を必要とすることがあります．

（7）リンパ漏・乳び漏・リンパ嚢胞

リンパ節郭清術 [→ p108] の術後，切断されたリンパ管からもれたリンパ液が腹腔内にたまることがあります．腹部全体にたまることも（リンパ漏），骨盤内に鶏卵大の袋を作ってたまることも（リンパ嚢胞）あります．またリンパ漏の多くは貯留するリンパ液が透明ですが，小腸で吸収された脂肪分を含み白濁したものもあります（乳び漏）．多くは術後数ヵ月で自然に縮小します．

（8）リンパ浮腫

リンパ節郭清術の術後，骨盤内のリンパ液の流れが悪くなり下肢・両足の付け根・下腹部に浮腫が生じることがあります．発生時期と程度は個人差が大きく，手術直後から一過性に発生し自然消失するものや，数ヵ月～数年後に発生する場合もあります．リンパマッサージや弾性ストッキングなどが有効です．

（9）腸管通過障害（腸閉塞，イレウス）[→ p139]

（10）排尿障害

広汎子宮全摘出術を行う際，膀胱機能にかかわる神経の一部が切断されるため術後排尿障害が発生します．通常は 2 ～ 3 週間で軽快しますが，まれに 1 ヵ月以上続くことや十分に改善しないことがあります．準広汎子宮全摘出術の術後にも一時的に軽度の排尿障害が生じる場合があります．

（11）下肢神経障害

骨盤リンパ節郭清などの手術操作の影響で，下肢のしびれや冷感・温感などの感覚障害や，股関節・膝・足首が動かしにくいなどの運動障害が起こることがあります．多くは数週間～数ヵ月で徐々に改善します．

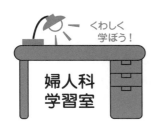

6. 腸管通過障害（腸閉塞，イレウス）

　開腹手術後に生じる腹腔内の癒着によって小腸や大腸の内腔が閉塞し，通過障害が起こることがあります．この腸閉塞は開腹手術後いつでも起こりえます．また，腫瘍が腸管の内腔を閉塞することによっても生じえます．閉塞部位より口側の腸管は，腸管内容液やガス，便が中にたまって拡張します．そのため，お腹が張って腹痛があり，排ガスや排便がなくなり吐き気を生じたり，嘔吐したりします．腸閉塞の中には，腸管への血流が障害されることが原因で腸管壁が壊死に陥り，お腹の激痛を生じ，ショック状態になって急激に全身状態が悪化するものもあるので注意が必要です．診断は，腹部X線写真や腹部CT検査 [→ p89] などで行います．脱水になっていたり，血液中のナトリウム・カリウム・クロールなどの電解質異常をきたしていることが多いので，血液検査を行います．

　手術後の軽度の腸閉塞ならば，食事や飲水をやめて腸管を休め，脱水に対して十分な輸液を行い，電解質の異常があれば補正します．腸管の拡張が強い場合は，鼻から胃または腸まで入れた管を留置し腸管内容液を吸引排除することで，腸管内腔の減圧を図ります．これで腸閉塞が治ればよいのですが，治らない場合や，何度も腸閉塞を繰り返す場合などでは再手術となります．

　開腹手術後の腸閉塞を予防するために，普段からなるべく便秘にならないようにする（緩下剤 [→ p118] や下剤などを使って便通をコントロールすることも重要です），お腹が張ったり違和感を感じたら食事は控えめにする，食べすぎないようにし水分をきちんと（できれば1日1L以上）摂る，といった点に気をつけることが必要です．しかし，腸閉塞を完全に予防する方法はありません．お腹の痛みが強くなってくるようでしたら，早めに手術を受けた病院に相談しましょう．

　腫瘍の存在による腸閉塞に対しては，手術で腫瘍を取り除くなど治療が必要です．症状が出現したら早めの受診をお勧めします．

各がん共通

文　献

1）日本婦人科腫瘍学会 編：子宮頸癌治療ガイドライン 2017 年版．金原出版，東京，2017
2）日本婦人科腫瘍学会 編：子宮体がん治療ガイドライン 2018 年版．金原出版，東京，2018
3）日本婦人科腫瘍学会 編：卵巣がん治療ガイドライン 2015 年版．金原出版，東京，2015

索 引 （がん別）

子宮頸がん

あ, い

アルゴンプラズマ凝固法 ………… 48
ⅠA期 ……………………… 21
ⅠB期 ……………………… 21
イリノテカン ………………… 55
イレウス ……………………… 139

え

エコノミークラス症候群 ……… 137
X線検査 ……………………… 89
MRI検査 …………………… 22,89
円錐切除術 ………………… 20,23,25

か

外部照射 ……………………… 50
化学療法（抗がん剤治療）
 ……… 41,42,44,47,49,52,54,55
下肢神経障害 ………………… 138
下肢深部静脈血栓症 …………… 137
合併症 …………………… 76,137
カルボプラチン ……………… 44,55
感染症（術後）………………… 138

き, く

胸部X線検査 ……………… 22,46
挙児希望 …………………… 27,28
腔内照射 ……………………… 50

け

頸管狭窄 ……………………… 23
軽度異形成 ………………… 17,19
血小板 ……………………… 135

こ

抗がん剤治療（化学療法）
 ……… 41,42,44,47,49,52,54,55
抗がん剤の副作用 …………… 134
光線力学療法（PDT）………… 25
高度異形成 ………………… 17,20
広汎子宮頸部摘出術 ………… 29,35
広汎子宮全摘出術 ……… 31,35,37
骨髄抑制 ……………………… 134
骨盤内臓全摘出（骨盤除臓術）… 52
骨盤リンパ節郭清 …………… 29,30
コルポスコピー ………………… 19
根治性 ………………………… 39

さ

再出血（術後）………………… 138
再発リスク因子 ………………… 40
細胞診 ………………………… 46

し

色素法（センチネルリンパ節同定）
 ………………………………… 33

142 ●索引（子宮頸がん）●

子宮頸がん検診 ……………………… 60
子宮頸管縫縮術 ……………………… 24
子宮頸部 ……………………………… 58
子宮頸部異形成 ……………………… 18
子宮頸部円錐切除術 ……… 20,23,25
子宮頸部上皮内がん ………………… 25
子宮頸部上皮内腺がん（AIS）… 27
子宮頸部腺がん …………………… 28,29
子宮頸部扁平上皮がん ……… 28,29
子宮全摘出術 …… 27,28,29,49,52
子宮傍結合織浸潤 …………………… 42
シスプラチン …… 41,42,44,55,56
CT 検査……………22,46,51,89,139
手術 ………………………………37,44,52
術後感染症 …………………………… 138
術後再出血 …………………………… 138
術後創部離開 ………………………… 137
術後補助抗がん剤治療（化学療法）
　…………………………………………… 55
術後補助療法（術後追加治療）… 40
術中腸管損傷 ………………………… 137
術中尿管損傷 ………………………… 137
術中膀胱損傷 ………………………… 137
腫瘍マーカー …………………… 46,51
準広汎子宮全摘出術 ………………… 30
照射野内再発 ………………………… 52
上皮内がん …………………………… 25
上皮内腺がん ………………………… 27
食事療法 ……………………………… 47
シリンダー …………………………… 50

せ

生活の質（QOL）……………… 39,52
制吐剤のガイドライン ………… 134
赤血球 ………………………………… 135
腺がん …………………………28,29,39
尖圭コンジローマ ………………… 14
センチネルリンパ節 ……………… 33

そ

早期障害 ……………………………… 48
早産 …………………………………… 23
創部離開（術後） ………………… 137
組織内照射 ……………………… 50,52

た

脱水 …………………………………… 139
脱毛 …………………………………… 136
弾性ストッキング ………………… 31

ち

中等度異形成 …………………… 17,20
腸管損傷（術中） ………………… 137
腸管通過障害 ………………………… 139
腸閉塞 …………………………………31,139
直腸鏡 ………………………………… 22

と

同時化学放射線療法（CCRT）
　……………………… 41,42,55,56
導尿 …………………………………31,108
ドセタキセル ………………………… 55

な，に，ね

内診 …………………………………… 22
乳び漏 ………………………………… 138
尿管損傷（術中） ………………… 137
妊孕性温存 …………………………… 28
ネダプラチン ………………………… 55

は

肺血栓塞栓症 ………………………… 137
排尿障害 ………………………31,37,138
ハイリスク型（HPV の）…… 14,17
パクリタキセル …………………… 44,56
白血球 ………………………………… 135

●索引（子宮頸がん）● 143

晩期障害 ……………………… 48

ひ

微少浸潤 …………………… 25
ヒトパピローマウイルス（HPV）
………………………… 14,18
　──検査 …………………… 16
　──ワクチン ……………… 14

ふ

副作用（抗がん剤）………… 134
腹壁瘢痕ヘルニア ………… 137
不正出血 …………………… 21

へ

PET-CT 検査 …………… 22,51,89
扁平上皮がん …… 28,29,37,39,55

ほ

膀胱鏡 ……………………… 22
膀胱損傷（術中）………… 137
膀胱腟瘻 …………………… 49
帽子クラブ ………………… 136
放射線腸炎 ………………… 48
放射線治療 ……… 35,37,41,42,44,
　　　　　　　　48,50,52,55

ま，み，め

末梢神経障害 ……………… 136
脈管侵襲 …………………… 30
免疫療法 …………………… 47

ら

ラジオアイソトープ法（センチネル
　リンパ節同定）………… 33
卵巣温存 …………………… 39

り

リンパ節転移 …………… 29,30
リンパ嚢胞 ………………… 138
リンパ浮腫 …………… 31,37,138
リンパマッサージ ………… 31
リンパ漏 …………………… 138

れ，ろ，わ

冷凍凝固療法 ……………… 25
レーザー蒸散術 ………… 20,25
ローリスク型（HPV の）……… 14
ワクチン …………………… 14

欧文

AIS（子宮頸部上皮内腺がん）… 27
ASC-US …………………… 17
CCRT（同時化学放射線療法）
………………… 41,42,55,56
class Ⅲ a（LSIL）………… 19
CPT-11/CDDP …………… 55
CPT-11/NDP …………… 55
CT 検査 ………… 22,46,51,89,139
DC 療法 …………………… 55
HPV（ヒトパピローマウイルス）…14,18
　──検査 …………………… 16
　──ワクチン ……………… 14
HPV-DNA 一括検査 …………… 17
HPV タイピング検査 ……… 17,20
LSIL（class Ⅲ a）………… 19
MRI 検査 ………………… 22,89
NAC ………………………… 55
PDT（光線力学療法）……… 25
PET-CT 検査 …………… 22,51,89
QOL（quality of life）…… 39,52
SCC ………………………… 51
TP 療法 …………………… 56
X 線検査 ………………… 22,89

子宮体がん

あ

アドリアマイシン ……………… 88,98
アムステルダムクライテリア … 71
unopposed estrogen…………… 62

い

閾値 …………………………96,108
遺伝因子 …………………………… 71
遺伝外来 …………………………… 71
遺伝カウンセリング ……………… 71
遺伝性非ポリポーシス大腸がん… 71
イホスファミド …………………… 97
イレウス ………………………… 139

え, お

エコノミークラス症候群…… 75,137
エピルビシン ……………………… 97
黄体ホルモン ……………………… 75
おりもの（帯下） ……… 43,59,61,74

か

化学療法（抗がん剤治療）
………………………………84,91,93
郭清術 ……………………………… 78
下肢神経障害 …………………… 138
下肢深部静脈血栓症 …………… 137
下肢水分量 ………………………… 81
家族歴 ……………………………… 71
合併症 ……………………………76,137
カルボプラチン …………………… 98
環境因子 …………………………… 71
感染症（術後） ………………… 138
がん肉腫 ……………… 63,69,97,98
漢方薬 ……………………………… 85

き, け

危険因子（リスク因子）（がん発生
の）………………………………… 62,71
胸腔鏡下切除 ……………………… 93
形成外科 …………………………… 81
月経異常 …………………………… 74
血小板 …………………………… 135
血栓塞栓症 ………………………… 75
ゲムシタビン …………………… 69,97

こ

抗がん剤 ………………………… 88,90
　——副作用 …………………… 134
抗がん剤治療（化学療法）
………………………………84,91,93
更年期症状 ………………………… 85
広汎子宮全摘出術 ………………… 78
高リスク因子（再発の）………… 84
骨髄抑制 ………………………… 134
骨盤リンパ節 ……………………… 72
骨盤リンパ節郭清術 ……………… 78

さ

再出血（術後） ………………… 138
再発 ……………………………… 93,95
再発リスク因子 …………………… 83
酢酸メドロキシプロゲステロン
（MPA）………………………… 98

し

子宮筋腫 ………………………… 67,68
子宮頸がん検診 …………………… 60
子宮頸部 …………………………… 58
子宮全摘出術後 …………………… 94

●索引（子宮体がん）● 145

子宮体がん検査 ……………………… 65
子宮体がん検診 ……………………… 60
子宮体部 ……………………………… 58
子宮内膜 ……………………………… 58
子宮内膜異型増殖症 ……… 65,66,76
子宮内膜間質肉腫 ………… 69,97,98
子宮内膜細胞診 ……………………… 74
子宮内膜全面掻爬術 ………………… 65
子宮内膜増殖症 ………………… 65,86
子宮内膜ポリープ …………………… 86
子宮肉腫 ………………………… 68,69
子宮平滑筋肉腫 …………… 69,97,98
シスプラチン ……………… 88,97,98
CT 検査…………………………… 89,139
若年子宮体がん ………………… 62,75
腫大リンパ節 ………………………… 72
術後感染症 …………………………… 138
術後再出血 …………………………… 138
術後創部離開 ………………………… 137
術後追加治療 ………………………… 83
術後補助抗がん剤治療（化学療法）
……………………………………… 97
術中腸管損傷 ………………………… 137
術中尿管損傷 ………………………… 137
術中膀胱損傷 ………………………… 137
腫瘍マーカー ………………………… 70
準広汎子宮全摘出術 ………………… 78
漿液性腺がん ………………………… 63
初回治療 ……………………………… 83

せ，そ

制吐剤のガイドライン ………… 134
赤血球 ………………………………… 135
腺がん …………………………… 97,98
創部離開（術後） …………………… 137

た

帯下（おりもの） …… 43,59,61,74

脱水 …………………………………… 139
脱毛 …………………………………… 136
弾性ストッキング …………………… 80

ち

腟断端再発 …………………………… 94
中リスク因子（再発の） …………… 84
腸管損傷（術中） …………………… 137
腸管通過障害 ………………………… 139
腸閉塞 ………………………………… 139

て，と

低リスク因子（再発の） …………… 83
ドセタキセル ……………… 69,88,97

な，に

内膜間質肉腫 ……………… 69,97,98
乳がん ………………………………… 86
乳び漏 ………………………………… 138
尿管損傷（術中） …………………… 137

は，ひ

肺血栓塞栓症 ………………………… 137
肺梗塞 ………………………………… 75
肺転移 ………………………………… 93
排尿障害 ……………………………… 138
パクリタキセル …………… 88,98
パゾパニブ …………………………… 98
白血球 ………………………………… 135
病理検査 ……………………………… 83

ふ

腹腔鏡手術 …………………………… 82
副作用（抗がん剤） ………………… 134
腹水 …………………………………… 73
腹水細胞診 …………………………… 73
腹壁瘢痕ヘルニア …………………… 137
不正出血 …………………… 59,61,74

JCOPY 88002-874

146 ●索引（子宮体がん）●

不妊治療 ……………………… 75
プロゲステロン製剤 ……………… 75

へ

平滑筋 …………………………… 67
平滑筋肉腫 …………………69,97,98
閉経 ……………………………… 60,61
PET-CT 検査 …………………… 89,96

ほ

蜂窩織炎 ………………………… 81
膀胱損傷（術中） ……………… 137
帽子クラブ ……………………… 136
放射線治療 ……………………… 91
傍大動脈リンパ節 ……………… 72
傍大動脈リンパ節郭清術………… 78
ホルモン補充療法 …………… 65,85
ホルモン療法 ………………… 66,86

ま，め

末梢神経障害 …………………… 136
明細胞腺がん …………………… 63

ら

卵巣温存 ………………………… 77
卵巣転移 ………………………… 77
卵巣嚢腫 ………………………… 86

り

リスク因子（危険因子）（がん発生
　の）…………………………… 62,71

両側子宮付属器切除術 ………… 78
臨床試験 ………………………… 88
リンチ症候群 …………………… 71
リンパ管 ………………………… 72
リンパ管吻合 …………………… 81
リンパケアルーム ……………… 80
リンパ節 …………………… 78,80
リンパ嚢胞 …………………… 138
リンパ浮腫 ……………… 80,81,138
リンパマッサージ ……………… 80
リンパ漏 ……………………… 138

る

類内膜がんグレード 3 ………… 97
類内膜腺がん …………………… 63
　——グレード 1 ……………… 76

欧文

AP 療法………………………… 98
CA125 …………………………… 70
CT 検査……………………… 89,139
DG 療法 ……………………… 97,98
DP 療法………………………… 97
HNPCC（hereditary non-polyposis
　colon cancer） …………… 71
IEP 療法 ……………………… 97,98
MPA（酢酸メドロキシプロゲステロ
　ン）…………………………… 98
PET-CT 検査 ………………… 89,96
TC 療法………………………… 98
unopposed estrogen…………… 62

88002-874 **JCOPY**

卵巣がん

あ, い

悪性胚細胞性腫瘍 ……………… 132
維持化学療法 ………………… 119
遺伝 …………………………… 101
遺伝カウンセリング ………… 102
遺伝性乳がん・卵巣がん症候群
　………………………………… 101
イホスファミド ……………… 133
イレウス ……………………… 139
インプラント ………………… 106

え, お

エコノミークラス症候群……… 137
エトポシド …………………… 133
MRI 検査 ……………………… 89,120
オラパリブ …………………… 131

か

化学療法（抗がん剤治療）
　………………………………… 112,129
下肢神経障害 ………………… 138
下肢深部静脈血栓症 ………… 137
合併症 ………………………… 76,137
合併切除 ……………………… 110,113
カルボプラチン ……………… 129,130
がん性腹膜炎 ………………… 109
感染症（術後） ……………… 138
完全切除 ……………………… 110,122
緩和療法 ……………………… 128

き, け

境界悪性腫瘍 ………………… 106
経過観察（初回治療後）……… 120
血小板 ………………………… 117,135

ゲムシタビン ……………… 124

検査 …………………………… 103
検診 …………………………… 100
原発不明がん ………………… 100

こ

抗がん剤治療（化学療法）
　………………………………… 112,129
抗がん剤の副作用 …… 116,117,134
好中球 ………………………… 116
更年期障害 …………………… 121
更年期症状 …………………… 121
骨髄機能 ……………………… 117
骨髄抑制 ……………………… 134

さ

再出血（術後） ……………… 138
再発 …………………………… 124
残存腫瘍なし ………………… 110,112

し

子宮内膜症 …………………… 105
シスプラチン ………………… 133
CT 検査……… 89,103,120,126,139
術後感染症 …………………… 138
術後再出血 …………………… 138
術後創部離開 ………………… 137
術前抗がん剤治療（化学療法）
　………………………………… 112,129
術中腸管損傷 ………………… 137
術中尿管損傷 ………………… 137
術中膀胱損傷 ………………… 137
腫瘍マーカー ………… 103,120,126
初回治療後の経過観察 ……… 120
審査腹腔鏡手術 ……………… 111

す，せ

ステージング手術 …………………	114
生活の質（QOL） …………	126,128
制吐剤のガイドライン …………	134
セカンドオピニオン ………	107,122
赤血球 ……………………………	117,135

そ

創部離開（術後） ………………	137
組織型 …… 105,107,113,114,115	

た

タキサン製剤 …………… 106,112,115,117,123	
脱水 ……………………………	139
脱毛 ……………………………	136

ち，と

超音波検査 …………	89,100,103
腸管損傷（術中） ………………	137
腸管通過障害 ……………………	139
腸閉塞 ……………………………	139
チョコレート嚢腫 ………………	105
トポテカン ………………………	124

に

２次抗がん剤治療（化学療法） ……………………………………	130
乳び漏 ……………………………	138
尿管損傷（術中） ………………	137
妊孕性（妊孕能） …………	43,107

は

肺血栓塞栓症 ……………………	137
排尿障害 …………………………	138
パクリタキセル …………	129,130
白金製剤 … 106,112,115,117,123	

白血球 ……………… 116,117,135

ふ

腹腔鏡手術 ………………………	111
副作用（抗がん剤） … 116,117,134	
腹壁瘢痕ヘルニア ………………	137
腹膜がん …………………………	100
腹膜播種 ……………… 100,109,111	
プラチナ製剤感受性 ……………	130
プラチナ製剤抵抗性 ……………	130
ブレオマイシン …………………	133
分子標的薬 …………… 118,125,130	

へ，ほ

PET-CT 検査 …………	89,120,122
ベバシズマブ ……………………	130
膀胱損傷（術中） ………………	137
帽子クラブ ………………………	136
ホルモン補充療法 ………………	121

ま，め，よ

末梢神経障害 ……………………	136
明細胞腺がん ……………	105,115
予防的卵巣・卵管摘出術………	102

ら，り，る

卵管がん …………………………	100
卵巣欠落症状 ……………………	121
リポソーム化ドキソルビシン ……………………………………	124
臨床試験 ………… 115,125,126	
リンパ節郭清 ……………………	106
リンパ節転移 ……………………	100
リンパ嚢胞 ………………………	138
リンパ浮腫 ………………………	138
リンパ漏 …………………………	138
類内膜腺がん ……………………	105

●索引（卵巣がん）● *149*

欧文

BEP 療法 ……………………… 133
BRCA1 …………………………… 101
BRCA2 …………………………… 101
CT 検査 ……… 89,103,120,126,139
ddTC 療法 ……………………… 130
MRI 検査 …………… 89,103,120

NAC ………………………………… 129
PDS（primary debulking surgery）
………………………………… 129
PET-CT 検査 ………… 89,120,122
QOL（quality of life）… 126,128
staging laparotomy ………… 129
TC 療法 ………………………… 129,130
VIP 療法 ……………………… 133

88002-874

MEMO

監修者紹介

竹島 信宏（Nobuhiro Takeshima）

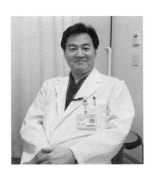

1983 年	山口大学医学部 卒業
1989 年	英国ニューキャッスル大学病理部
1992 年	癌研究会付属病院 婦人科有給研修嘱託医員
2008 年	がん研有明病院 婦人科副部長
2012 年	がん研有明病院 婦人科部長 現在に至る

日本癌治療学会代議員
日本産婦人科手術学会理事
日本臨床細胞学会理事
日本婦人科悪性腫瘍研究機構（JGOG）副理事長
昭和大学客員教授
三重大学客員教授

©2019　　　　　　　　　　　　　第1版発行　2019 年 11 月 15 日

新 こちら「がん研有明相談室」
子宮頸がん・子宮体がん・卵巣がん患者さんへの
ドクターズアドバイス

（定価はカバーに表示してあります）

検印省略	監　修	竹島　信宏
	発行者	林　峰子
	発行所	株式会社 新興医学出版社

〒113-0033　東京都文京区本郷 6 丁目 26 番 8 号
電話　03(3816)2853　FAX　03(3816)2895

印刷　大日本法令印刷株式会社　　ISBN 978-4-88002-874-3　　郵便振替　00120-8-191625

- 本書の複製権・翻訳権・上映権・譲渡権・公衆送信権（送信可能化権を含む）は株式会社新興医学出版社が保有します．
- 本書を無断で複製する行為（コピー，スキャン，デジタルデータ化など）は，著作権法上での限られた例外（「私的使用のための複製」など）を除き禁じられています．研究活動，診療を含み業務上使用する目的で上記の行為を行うことは大学，病院，企業などにおける内部的な利用であっても，私的使用には該当せず，違法です．また，私的使用のためであっても，代行業者等の第三者に依頼して上記の行為を行うことは違法となります．
- JCOPY〈出版者著作権管理機構 委託出版物〉
本書の無断複製は著作権法上での例外を除き禁じられています．複製される場合は，そのつど事前に，出版者著作権管理機構（電話 03-5244-5088，FAX03-5244-5089，e-mail：info@jcopy.or.jp）の許諾を得てください．

西洋医のための漢方 大ヒットシリーズのご案内

フローチャート いたみ漢方薬
ペインと緩和にさらなる一手

著 新見正則
（帝京大学医学部外科准教授）
棚田大輔
（兵庫医科大学病院緩和ケアセンター 副センター長）

B6変型判 216ページ
定価3,200円+税
ISBN 978-4-88002-583-4

デジタル化できない痛みの訴えに漢方がマッチ！判然としない痛みに困ったとき、漢方薬が役に立ちます。最初から当てようと思わずに患者さんと一緒に順次試してみましょう。

フローチャート 女性漢方薬
とくに女性には効果バツグン！

著 新見正則
（さくらウイメンズクリニック浦安・帝京大学医学部外科）
鈴木美香
（聖隷健康サポートセンター Shizuoka 所長）

B6変型判 192ページ
定価3,000円+税
ISBN 978-4-88002-587-2

現在は婦人科でも診療を行っている新見正則先生と、女性のヘルスケアをライフワークとしてきた鈴木美香先生が、女性に有効な漢方薬を紹介。婦人科的には問題がない患者さんの訴えにもきっと効果があるはず。

フローチャート メンタル漢方薬
臨床精神薬理学の第一人者が教えます！

著 新見正則
（帝京大学医学部外科准教授）
古郡規雄
（獨協医科大学精神神経医学講座准教授）

B6変型判 150ページ
定価2,700円+税
ISBN 978-4-88002-585-8

大人気フローチャートシリーズに待望のメンタル版、登場！ガイドライン作成者が語る西洋薬の限界と漢方薬の魅力。西洋薬が効かない30％の困っている人たちにこそ、漢方をおすすめします。

フローチャート 漢方薬治療

著 新見正則
（帝京大学医学部外科准教授）

A6判 216ページ
定価1,900円+税
ISBN 978-4-88002-823-1

漢方理論も用語も一切なし！実臨床で即に役立つ！読者の先生方から大好評書籍です。アプリには掲載されていない処方のヒントが満載です。

フローチャート がん漢方薬
サポート医療・副作用軽減・緩和に！

著 新見正則
（帝京大学医学部外科准教授）

B6変型判 184ページ
定価3,000円+税
ISBN 978-4-88002-199-7

がん患者さんの希望をつなげる医療に、ぜひ漢方薬をお役立てください。おなじみのフローチャート形式で漢方ビギナーでも簡単に処方選択ができるように解説しました。漢方薬で、がん診療の幅を広げましょう。

フローチャート 皮膚科漢方薬
いつもの治療にプラスするだけ

著 新見正則
（帝京大学医学部外科准教授）
チータム倫代
（祖師谷みちクリニック院長）

B6変型判 174ページ
定価2,800円+税
ISBN 978-4-88002-582-7

西洋医学を最優先に、足らないところを漢方薬で補完しましょう。なかなかよくならないアトピーなどに漢方薬の体質改善作用が役に立ちます。

3秒でわかる 漢方ルール

著 新見正則
（帝京大学医学部外科准教授）

B6変型判 168ページ
定価2,700円+税
ISBN 978-4-88002-183-6

今まで誰も書かなかった、Improbableな本！
わずか3秒で漢方が理解できるようになるルールを楽しんで学んでください。
新見先生、真骨頂の1冊。

実践3秒ルール 128漢方処方分析

著 新見正則
（帝京大学医学部外科准教授）

B6変型判 320ページ
定価4,700円+税
ISBN 978-4-88002-192-8

漢方保険適用エキス剤128処方を1つずつ含有生薬から代表的な15の漢方薬にチャート分類し、生薬の方向性とあわせてどんな漢方なのかをザックリつかみます。虚実、寒熱、気・血・水などもルールからさらに類推。面白くて役に立つ。

獣医版 フローチャート ペット漢方薬
実は有効！明日から使える！

著 新見正則
（帝京大学医学部外科准教授）
井上明
（日本獣医がん学会理事）

B6変型判 160ページ
定価2,500円+税
ISBN 978-4-88002-581-0

獣医版のフローチャート漢方薬が登場！原因がはっきりしなくても症状に対してフローチャート式に漢方を処方する方法ですので、漢方の専門的な知識がなくても気軽に処方できます。

株式会社 新興医学出版社　〒113-0033　東京都文京区本郷6-26-8
TEL. 03-3816-2853　FAX. 03-3816-2895
http://www.shinkoh-igaku.jp
e-mail: info@shinkoh-igaku.jp